Christa G. Traczinski · Robert S. Polster



# SenFi
# Sensual Fighting
## Asiafitness für Body, Mind & Soul

Fotos: Lothar M. Peter

Rowohlt Taschenbuch Verlag

Originalausgabe
Veröffentlicht im Rowohlt Taschenbuch Verlag GmbH,
Reinbek bei Hamburg, Mai 2002

Umschlaggestaltung any.way, Barbara Hanke/Cordula Schmidt
(Foto: Michael Hughes)
Layout Annette Peter
Satz Minion und Neue Helvetica Condensed Thin
(PostScript) QuarkXPress 4.11
Gesamtherstellung Clausen & Bosse, Leck
Printed in Germany
ISBN 3 499 61035 3

Die Schreibweise entspricht den Regeln
der neuen Rechtschreibung.

# Inhalt

## III. Die SenFi-Inspiration: Haka, Kungfu-Boxing, Wing Tsun, Kata und Qigong

## IV. Sensual Fighting: Das Workout

# Vorwort

Es gibt ein neues Highlight am Horizont der Body- & Mind-Fitness: «Sensual Fighting», ein fernöstlich inspiriertes Kickbox- und Chi-Flow-Workout mit rituellen polynesischen Rhythmen.

Als Wellness-Consultant für ganzheitliche Fitness und Relaxtechniken hat energyzone einen optimalen Einblick in die Wünsche und Bedürfnisse der Wellness-Community. Es sind schon lange nicht mehr sportliche Qualitäten alleine, die ein Workout attraktiv und hip machen. Es muss Stress abbauen, den Body shapen, unsere Gefühle ansprechen – wer will schon gerne Wut, Ärger und Frustration herunterschlucken! –, uns gleichzeitig gelassen, cool und schlanker machen und natürlich Fun ohne Ende bringen …



Gibt es so etwas überhaupt? Die Antwort lautet schlicht und einfach: Ja – Sensual Fighting, kurz: SenFi genannt!

Die oftmals im alltäglichen Geschehen zu kurz gekommenen Gefühle beim Bodytraining zum Ausdruck zu bringen gewinnt heute mehr und mehr Bedeutung. Dem Workout kommt häufig die Rolle zu, fehlende soziale Bindungen herzustellen und eine Erlebniswelt zu schaffen, die dem verdrängten Körper und der wegrationalisierten eigenen Persönlichkeit wieder Raum für eine tiefere Begegnung mit sich gewährt. Die relativ anonyme, aber dennoch ‹hautnahe› Situation lässt offen, wie weit sich jeder zeigen, einlassen oder verstecken möchte, und die zerstörte Sinnlichkeit bekommt, dadurch von üblichen Konventionen und Alltagsgewohnheiten befreit, eine Chance, neu wahrgenommen oder wiedergeboren zu werden.

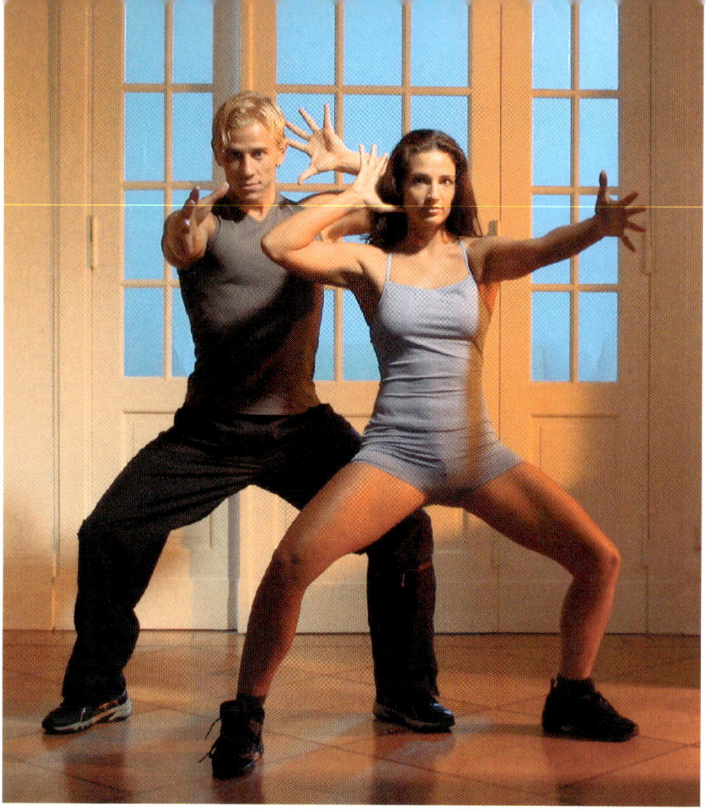



Wir spüren deutlicher als je zuvor, dass Körper, Geist und Seele eine Einheit sind und zusammengehören. Dementsprechend wächst die Sehnsucht nach allem, was das ganzheitliche Selbstgefühl fördert. Ein sinnliches Workout – ob alleine, mit einem Partner oder in einer Gruppe – kann zu einer der wenigen uns verbleibenden Erlebniszonen werden, in der aufregende Spontaneität, starke Gefühle, Intensität, Power, Nähe, Rhythmen und Schweiß für emotional aufgeladene Momente und Hochspannung sorgen!

Energyzone identifiziert sich mit dem Bedürfnis nach Ganzheit und Lust auf Selbstausdruck und möchte ihm in Form eines neuen Workoutstils gerecht werden: «Sensual Fighting» vermag es auf besondere Weise, Body, Mind und Soul in Balance zu bringen, und gibt durch das rituelle Ausagieren von Aggressionen und unmittelbaren negativen oder positiven Emotionen der eigenen Lebensenergie neuen Raum – so entsteht das gewisse Prickeln auf und unter der Haut, ohne das wir uns schon lange nicht mehr aus der Reserve locken lassen!

«Sensual Fighting» ist energyzone's Antwort auf das Bedürfnis der Body- & Mind-Community nach einem Workout, das Dynamik, Power, Fun und Harmonie vereint. Die internationale Resonanz ist schon jetzt beachtlich, denn «SenFi» besticht durch seinen multikulturellen Touch und eigenwilligen Charme: Erstmals werden rituell anmutende Workoutsequenzen mit explosivem Kampfcharakter und relaxendem Chi-Flow kombiniert – daraus resultierendes Wohlgefühl und persönliches ‹High› sind garantiert …

Einfach ausprobieren und abfahren!
Viel Spaß dabei wünscht energyzone, Ihr Consultant für Wellness, Lifestyle & Health.

# Sensual Fighting Asiafitness für Body, Mind & Soul:

# Befreiungs-schlag für unsere Psyche

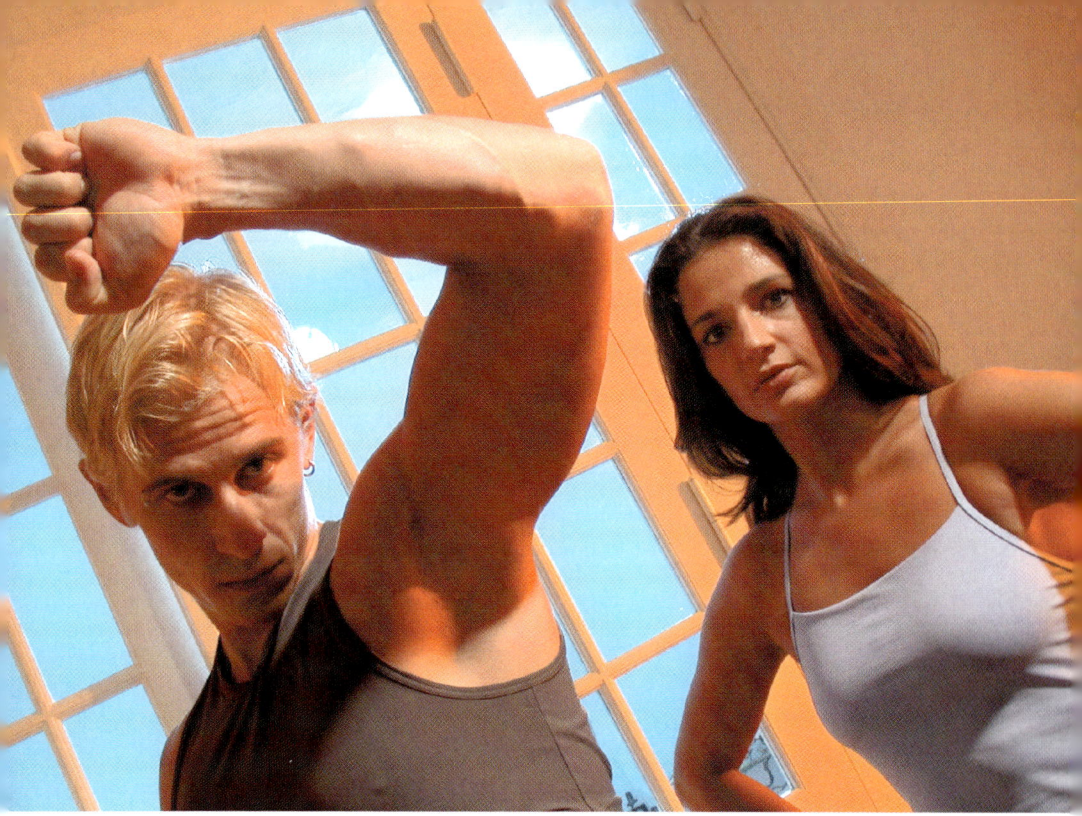

## Aufwachen und ankommen

Wer könnte nicht einfach mal ausflippen und zur Abwechslung ab und zu draufhauen, wenn alles zu viel wird und die Nerven angespannt sind, statt in gewohnter alltäglicher Routine die ureigenen Wünsche erschreckend tapfer zu ignorieren und sich brav Computerprogrammen, Terminhetze und Job-Frust auszusetzen?! Dabei ist doch bekannt, dass ein derartiges ‹Programm› uns bisweilen unerträglich stresst, Kopf, Herz und Seele auseinander reißt und uns gehörig aus der Balance bringen kann. Vom Elend enttäuschter Liebeserwartungen und unverwirklichter Lebensträume mal ganz abgesehen …

Doch allzu deutlich bleibt die Sehnsucht nach starken Reizen im Raum stehen, wenn wir den Gedanken zulassen oder es

ausprobieren, alles einfach aufzugeben und hinter uns zu lassen und uns radikal zu verändern. Wohin sollten wir auch gehen, so ganz ohne Internetanschluss, Partys und Kreditkarten? In den Dschungel oder auf eine einsame Insel im Stillen Ozean? Wir ahnen, dass selbst die schönsten Kokosnussbäume zwar eine tolle Kulisse für Verliebte oder einen tollen Urlaub abgeben, aber bei der Suche nach mehr Selbstgefühl und Lebensfreude kaum alleine befriedigen können – und das deprimiert uns dann ganz besonders!
Zum anderen bleiben im globalen Zeitalter kaum attraktive Nischen, die uns einen realistischen Weg aus dem eng gestrickten Netz existenzieller und finanzieller Notwendigkeiten ermöglichen können.

Auch Ersatzbefriedigungen, Luxus-Manie und Kaufexzesse durch die Warenwelt-Paläste der Städte können einen wachen Geist nicht mehr so richtig überzeugen und verlieren schnell ihren verheißungsvollen Glanz: Konsum total, nur noch von den ‹Holydays› träumen oder sich auf andere Zeiten freuen – das reicht einfach nicht aus, wenn es darum geht, mit sich selbst in Harmonie und gut drauf zu sein, viel Spaß im Leben zu haben und bewusst mit sich, der Umwelt und anderen Menschen umzugehen.
Wir brauchen wieder mehr Nähe zu uns selbst!



Hoffnungslosen, Zivilisationsgeplagten, Gestressten oder schlecht gelaunten Stehauf-Persönlichkeiten und all denjenigen, die sich als Sklaven weltlicher Mechanismen fühlen, kann geholfen werden, das Leben bewusster zu erleben, den Augenblick hingebungsvoller zu genießen und mit emotionalem Auf und Ab die meiste Zeit positiv umgehen zu können!
Die Devise lautet: Bei sich selbst ankommen und das Wesentliche im eigenen Leben verfolgen, statt sich von nebensächlichen Dringlichkeiten überwältigen zu lassen.
Ganz klar, die besagten Reize und Impulse hierfür müssen

aus einem starken Selbst kommen und auf solidem Selbstvertrauen basieren. Dazu müssen wir Lebenslügen erkennen, uns von ihnen verabschieden und unser Ich befreien, einen selbstbewussten Geist entwickeln und vor allem wieder viel sinnlicher empfinden lernen!

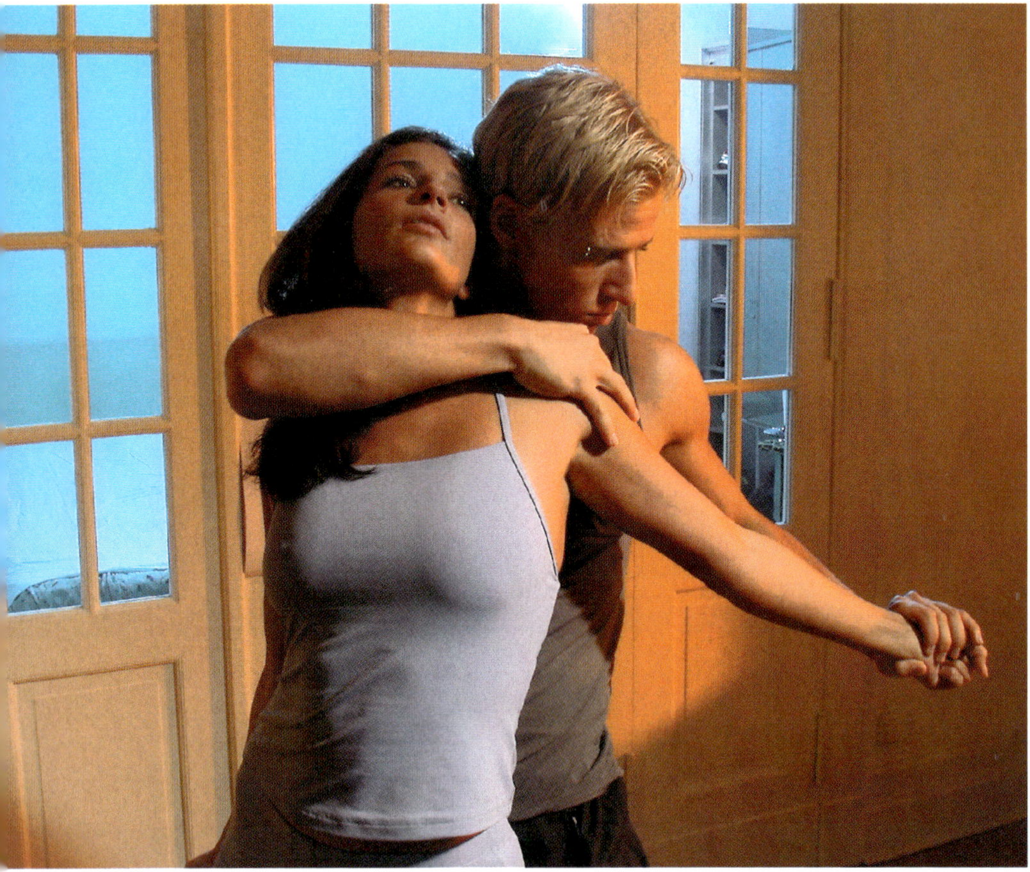

## Sinnlichkeit

Den Körper spüren, Gefühle rauslassen und authentisch sein bringt uns mehr, als alte Masken aufrechtzuerhalten, hinter denen wir uns verstecken, und ist besser, als auf vorgegebene Lifestyle-Labels zu schielen und zweifelhaften, langweiligen

Image- und Prestige-Zielen hinterherzujagen. Dabei wird so viel kostbare Zeit verschenkt!
Der beste Kick ist immer noch, das eigene Potenzial zu leben, Power und viel Energie mit einem gehörigen Schuss Sinnlichkeit in sich zu fühlen und neugierig aufs Leben zu sein – dann klappt es gleich viel besser, schwierige Situationen oder Beziehungsblues und Alltagsfrust zu meistern.

Das «SenFi»-Motto heißt «Be connected!»: Verbunden sein mit sich, anderen und der Welt – das bedeutet, gegen innere und äußere Widerstände anzukämpfen, sich jenseits der Mittelmäßigkeit zu bewegen und dies darüber hinaus mit einem ekstatischen, sinnlichen Lebensgefühl zu würzen! Statt geschafft in irgendeiner Ecke zu hocken und, der Anforderungen des Lebens überdrüssig, zu resignieren, heißt es, ein rundum aufregendes Ritual zu genießen, bei dem ein toller Spannungsbogen hergestellt wird: Meditative Gelassenheit und dynamische Power ergänzen im «SenFi» sinnlich akzentuiertes Fighting und geschmeidig-aggressive Moves voller Anmut, Sex-Appeal und Flirtcharakter: Miteinander kämpfen ist nicht tabu, sondern anziehend und ungemein erotisch!



## Partner, Freunde, Feinde

Schon wieder Streit mit dem Freund oder sauer auf Monika, Maria oder Inga? Es bringt so manchen zur Verzweiflung, in Beziehungen ständig an ähnlichen emotionalen Knackpunkten zu scheitern oder auszuklinken. Dabei ist beiden Seiten oftmals klar, dass es nicht darum geht, dem anderen Schuld zuzuweisen und selber als Engel dazustehen. Wir begreifen intuitiv, dass Konflikte häufig mit den eigenen Prägungen, persönlichen Vorlieben oder tiefen Konflikten in uns selbst zu tun haben. Aber es fehlt uns entweder an Geduld, Mitgefühl und Selbstliebe oder wir versuchen schlicht, uns über andere hinwegzusetzen und deren Bedürfnisse nicht so ernst wie die eigenen zu nehmen. Sind wir erst einmal in dieser Sackgasse gelandet, fällt das Nachgeben schwer, und nicht immer bringen langwierige Diskussionen und Auseinandersetzungen die gewünschte Lösung. Ob es neben Sturheit, Unverfrorenheit und fehlender Toleranz auch der Stand der Sterne und der individuelle Biorhythmus ist oder der Chef, die Arbeitszeit und das schlechte Wetter, die für derartig explosive Entladungen verantwortlich zu machen sind, sei dahingestellt.

## Das Kind entdecken

Es gilt jedoch, neue Wege zu beschreiten, um alte Verhaltensmuster und Spannungen abzubauen, die zwischen Rationalität und Emotionalität spielerisch mit mehr Intuition, größerer Gelassenheit und Humor vermitteln können und so für eine Relativierung der eigenen Position sorgen – nichts ist langweiliger als ein festgefahrener Streit, bei dem jeder glaubt, im Besitz absoluter Wahrheit zu sein! Ohne ein Schmunzeln zwischendurch oder ein Lachen über die eigene Verbissenheit (oft geht es nur um lächerliche Kleinigkeiten) grenzen derartige Psychostress-Situationen an Idiotie – abgesehen einmal von wirklich ernsthaften Lebenskrisen. Es wird Zeit, diesem Irrsinn und der allzu gepflegten Streitkultur etwas gegenüberzustellen, das ein feuriges, aber symbolisches Ausagieren der Gefühle garantiert, ein Ritual, bei dem die beteiligten Partner oder Parteien ihre Emotionen intensiv ausleben können, ohne sich gegenseitig abgrundtief zu kränken und auf würdelose Gefechte einzulassen. Werden Emotionen erst einmal in Fluss gebracht – durch Bewegung, Lachen, Tanzen, Toben, Kämpfen usw. –, lösen sich Überzeugungen oder mentale Fixierungen leichter: Der Blick wird frei für positive Dinge.



Der Wert inszenierter Handlungen ist nicht nur in alten Stammestraditionen in Form von Tänzen und Ritualen, sondern auch in modernen westlichen Kulturen erkannt worden, wo man z. B. im Therapieverlauf Erwachsene in Rollenspielen sich wieder spontan, wie Kinder, empfinden und benehmen lässt – dabei werden erstaunliche Erfolge erzielt! Auch Techniken des kreativen Visualisierens bedienen sich solcher Ersatzhandlungen und Ausflüge in die eigene Phantasiewelt – allerdings ohne das ekstatische und ganzheitliche Erlebnis, das Sensual Fighting ermöglicht.

Es bedarf nicht zwangsläufig therapeutischer Interventionen, um sich in alltäglichen Situationen von Frust und Ärger zu befreien, denn die Power zur Heilung der Gefühle liegt in uns selber – ein kämpferisches Workout, wo geschwitzt, geschrien und gegen einen fiktiven Gegner geschlagen und getreten werden darf, reicht vollkommen aus, um uns wieder wie neugeboren zu fühlen und Aggressionen oder Wut abzubauen!

«SenFi» bringt in archaisch anmutender Weise den Körper tänzerisch in Fahrt, löst negative Gefühlsblockaden und untermauert das Single-, Couple- oder Gruppenerlebnis mit heißen Beats und einzigartigen Rhythmen.



Der ungezügelte Spaß, die Entspannung und Befreiung, die Frauen wie Männer empfinden, wenn sie ihre verborgenen emotionalen Grenzen spielerisch überwinden, ermöglichen erfrischende und natürliche Begegnungen mit sich, einem Partner oder der Gruppe – ganz ohne vergiftete Atmosphäre, Frust und unterbewussten Groll …

# Das Sensual-Fighting-Konzept

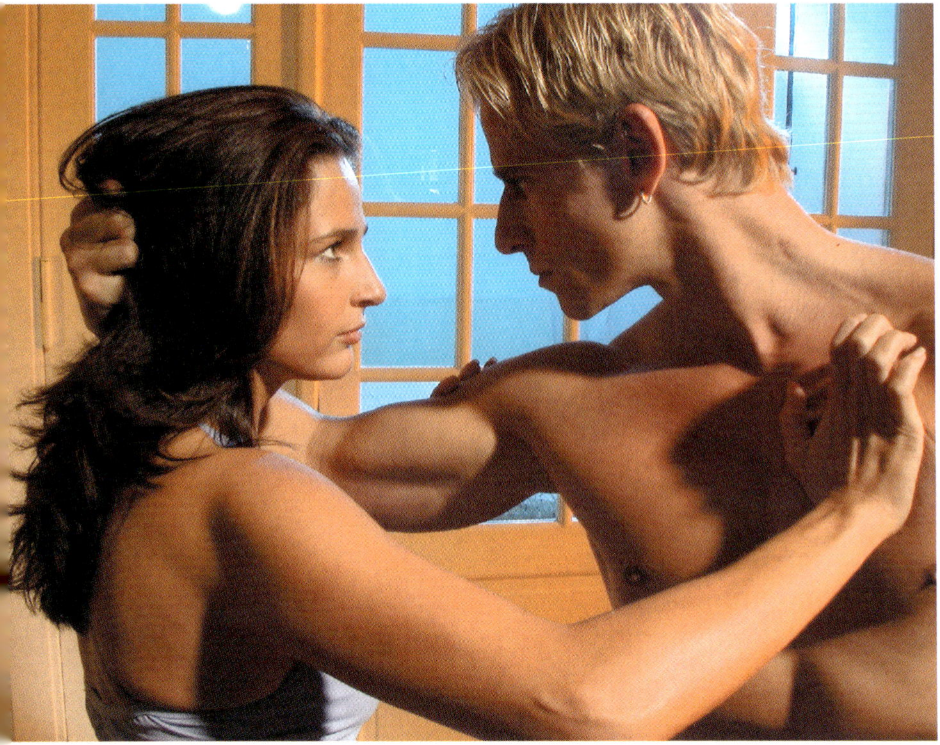

## Body Language

SenFi ist ein sinnliches Power-Workout für Body, Mind und Soul. Es steht unter dem Motto des neuseeländischen Ureinwohners Henare Teowai aus Ngati Porou, den gesamten Körper – Hände, Füße, Beine, Bauch, Arme, Augen und Stimme – sprechen zu lassen, um Leidenschaft, Vitalität und Identität zum Ausdruck zu bringen: «Kia korero te katoa o te tinana»!

Sensual Fighting ist eine Synthese aus polynesisch beeinflussten Haka-Ritualen der Maoris Neuseelands, bei denen tänzerisch gekämpft wird, und chinesischen Kampfsportelementen wie Kicken, Springen und Boxen aus der Kungfu- und Wing-Tsun-Tradition.

Das auf westliche Bedürfnisse zugeschnittene aerobische Workout integriert die zentralen Techniken der Energiesteigerung und des Kraft- und Muskelaufbaus aus klassischen euro-amerikanischen und traditionellen fernöstlichen Fitnessstrategien in Form eines dynamischen Ausdauer- und Kardiotrainings. Der Wechsel zwischen starken und ausdrucksvollen sowie weichen und sinnlichen Bewegungsabläufen, das rituelle Ausagieren von Aggressionen, Lust, Nähe und Distanz gibt SenFi seine besondere Note, da die lediglich am Körper orientierte Fitnesskonzeption überschritten und durch die gezielte Anregung emotionaler Stimmungen sowie mentaler Ausgeglichenheit ergänzt und somit zur komplexen sinnlichen Erfahrung wird.

Die konzentrierten ‹Kata› – energetische Slow-Motion-Bewegungsabläufe aus Kungfu und Karate – zu Beginn und die meditativen Atem- und Stretchingübungen zum Ausklang des Workouts unterstützen die ganzheitliche Integration von Power, Energie und innerer Ruhe sowie die Chi-Balance im gesamten Körper.



Neuartig und phänomenal ist auch die Anlegung eines so genannten «Energiespeichers», die bisher nur aus alten chinesischen Qigong-Übungen bekannt ist. Da SenFi sich wie traditionelles Kungfu und Haka eines – im Basic-Training imaginären, im Advanced-Training eines realen – Stocks bzw. ‹Stics› bedient, erhält das Konzept eine weitere Dimension: Die physische und mentale Reaktionsfähigkeit wird optimiert, Bodyfitness und Geschicklichkeitslevel spürbar gehoben.

## Background und Roots

Neuseeländische Haka-Tanzrituale der dortigen Ureinwohner, der Maoris, haben ihren Ursprung in Polynesien, wo sie ehemals zur Schlichtung von Stammesfehden genutzt wurden. Bei den Maoris werden sie noch heute in Form von ekstatischen Tänzen praktiziert, wobei der zur Anwendung kommende Stock zur Bewegungskoordination und zur Untermauerung des emotionalen Ausdrucks wichtig ist.

Die chinesische Wing-Tsun-Disziplin wurde – so eine Legende – von Nonnen entwickelt, die sich in Bergklöstern gegen Übergriffe männlicher Wegelagerer zur Wehr setzen mussten. Dadurch erlaubt die ursprüngliche Kampfform auch weniger robusten Personen, sich gegen mehrere Gegner gleichzeitig verteidigen zu können. Besondere Bedeutung kommt der Überwindung der ersten Schrecksekunde während eines spontanen Angriffs zu. Auch die Ablenkung der Energie der Schlag- und Stoßrichtung des Gegners bildet eine Grundlage dieser nicht auf aktiver Attacke, sondern auf aktiver Verteidigung basierenden Kampftechnik. Wing Tsun breitete sich ebenfalls auf den Philippinen und im gesamten polynesischen Raum aus.



Das dem Wing Tsun nahe stehende Kungfu stellt eine der ältesten chinesischen Kulturformen dar und löst derzeit mehr und mehr herkömmliche Fitness-Boxstile ab und verankert sich fest als neuer Trend in der Fitness-Szene. Kungfu beinhaltet Box- und Kicksequenzen mit der Faust sowie Bewegungsabläufe mit der flachen, gestreckten Hand und der Handkante. Auch im Kungfu (bzw. dem «Wushu»-Kampfsport) werden bisweilen Waffen eingesetzt, wovon eine der Stock ist.

Die interessante Verbindung der kämpferisch anmutenden Stilelemente aus Haka, Wing Tsun und Kungfu zu einer harmonischen und sinnlichen Einheit als modernes Workout und deren Ergänzung mit – ebenfalls aus dem alten China stammenden – Übungen zur Chi-Speicherung greift das Bedürfnis nach Einheit, sinnlicher Erfahrung, Ausgeglichenheit, Energiesteigerung und Stressabbau auf.

Im ‹Flow› zu sein ist der Weg und das ultimative Ziel von SenFi – nicht festhalten, sondern loslassen, mit sich und der Welt eins sein sind die Attribute des relaxten Zeitgenossen!

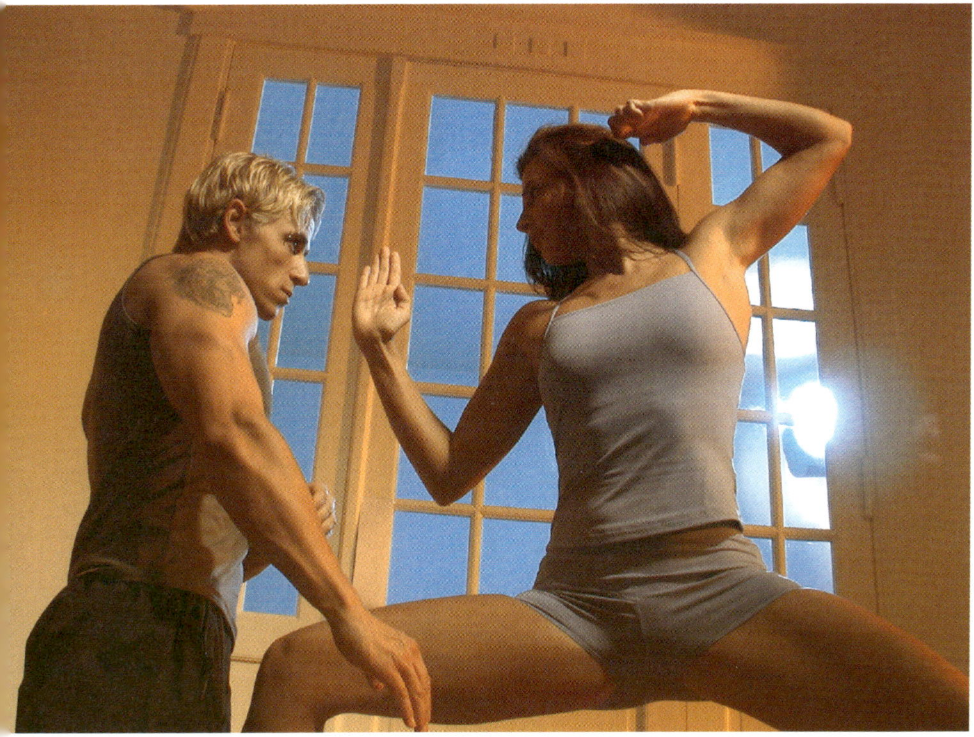



## Dominanz und Hingabe

Der Körper rückt in einer oft als fremdartig empfundenen, Cyberspace-ambitionierten Welt wieder verstärkt in den Mittelpunkt des Interesses und kann uns ein konkretes Gefühl hautnaher Realität vermitteln: ‹Ich fühle, also bin ich›, lautet die richtungweisende Devise. Die oftmals durch Alltagszwänge oder fehlendes Selbstgefühl zerstörte und durch Medienklischees überfrachtete Sinnlichkeit kann in einem ganzheitlichen, Körper, Geist und Seele ansprechenden Workout wieder neu wahrgenommen und erlebt werden.

SenFi ist eine explosive Antwort auf den häufig unterdrückten, spontanen emotionalen Selbstausdruck, auf einseitige Ratio-Fixierung und psychische Unausgewogenheiten und Belastungen.

‹Sinnlich Kämpfen› oder Sensual Fighting kann auch ein symbolisches, daher positives Kampfritual zwischen den Geschlechtern sein, das entweder zu zweit oder alleine praktiziert werden kann: Spezielle Bewegungssequenzen ermöglichen es Frauen und Männern, sich jeweils in die dominierende bzw. attackierende und die dominierte bzw. nachgebende Rolle zu begeben. Dieser Rollentausch entlarvt und ironisiert sinnlose Rollenbilder, stärkt das Selbstbewusstsein und das persönliche Selbstwertgefühl und relativiert spielerisch die vermeintliche Wichtigkeit der jeweils eigenen Position. Diese Message, ‹Egomanie ist Illusion›, sowie die Erlaubnis, gleichberechtigt und sinnlich miteinander zu kämpfen, statt sich real auf körperlicher, seelischer oder geistiger Ebene zu verletzen, verleihen SenFi seinen kultigen Touch. Der Stimmungs-Cocktail ‹leidenschaftlich, frech und explosiv›, dazu Asia-Inspiration und selbstbewusste Relax-Philosophie ist ein toller Mix zur Förderung von Gelassenheit, Ekstase und Lebensfreude.



SenFi ist ein optimales Workout zur Förderung des Chi-Flow. Dabei setzt es keinerlei Kenntnis asiatischer Kampfsportarten voraus.

## Klarer werden, Power tanken, schlanker sein

Sensual Fighting fordert zum einen sämtliche Muskelgruppen im Körper, und zum anderen wechselt ein Intervalltraining das Ausdauertraining ab, was zu ausgezeichnetem Fatburning (plus ‹Nachbrenn-Effekt›, d. h. aktiver Fettverbrennung noch nach beendetem Workout) führt – es wird mehr Energie verbraucht als z. B. beim Joggen oder anderen ganzheitlichen Workoutformen. Es werden zudem körperliche und mentale Grundlagen für andere Sportarten aufgebaut. Die Konzentrationsfähigkeit und geistige Klarheit wird verbessert, Muskelverspannungen und energetische Blockaden lösen sich, und Qualitäten wie Aufmerksamkeit, Ruhe und Gelassenheit werden gefördert. Entscheidend für das Training ist der gedachte Widerstand, der bei reinem Kampfsport zu einem realen Konterpart wird, da dort Kampfszenen mit einem Gegner geübt werden. In vielen Studios gibt es heute einen ‹Bag›, einen frei hängenden Boxsack. Durch

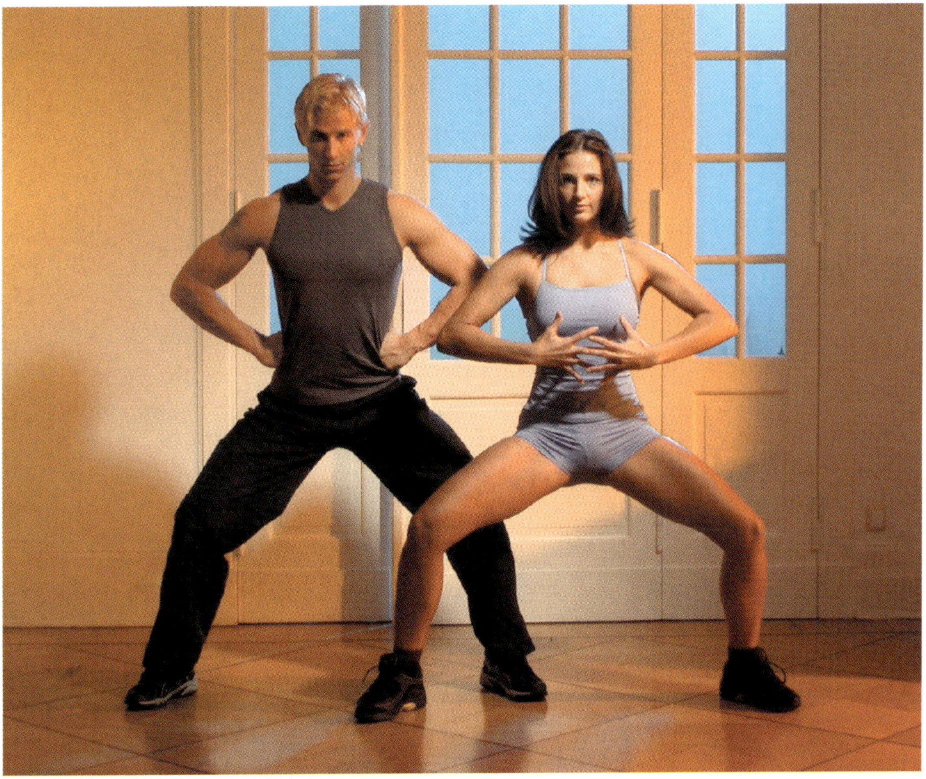



ihn wird beim Trainieren die Muskelspannung noch erhöht, da die Kicks, Tritte und Schläge auf einen ca. 100 kg schweren Widerstand treffen.

# Sensual Fighting: Workout-Elemente auf einen Blick

Fernöstliche, pazifische und westliche Kampf- und Tanzzeremonien:

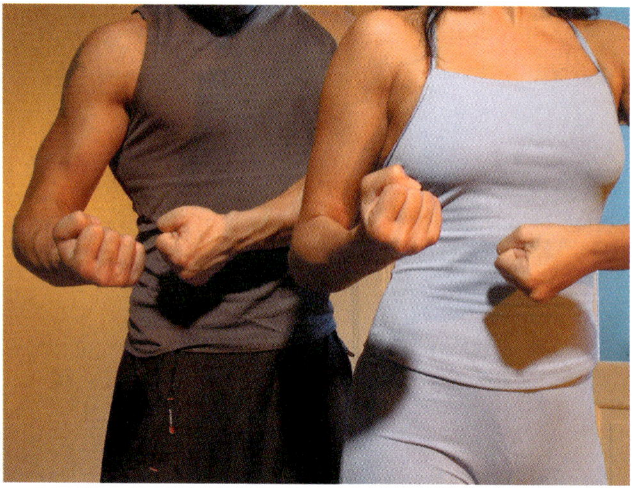



- Einzigartige Verbindung polynesischer und asiatischer Kampf- und Konzentrationstechniken
- Atem- und Bewegungsmuster aus traditionellen chinesischen Martial-Art-Techniken
- Meditative Kata wie bei Karate und Tai Chi
- Haka-Rituale aus maorischen Kampftänzen
- Kungfu – Box- und Kickkombinationen
- Wing Tsun – Abwehrstrategien
- Qigong – Energiespeicherung aus der TCM (Traditionellen Chinesischen Medizin)
- Euro-amerikanische Fitnesselemente aus Tanz, Aerobic, Kardio- und Intervalltraining

## Body, Mind & Soul: Nutzen auf einen Blick

- Optimaler Chi-Flow
- Mehr Power, Energie und Kraft für den gesamten Körper
- Bessere Body-, Mind- & Soul-Balance
- Innere Ausgeglichenheit
- Detox-Therapie durch innere Körperhitze
- Intensive Sauerstoffzufuhr für die Zellen
- Lösung energetischer Blockaden
- Mentale Entspannung und Regeneration
- Fatburn-Effekt durch Kardio-Ausdauertraining
- Bodyshaping durch gezielten Muskelaufbau
- Mindrelaxation und Gedankenklarheit
- Gelassenheit und positive Ausstrahlung
- Aggressions- und Stressabbau
- Mehr Sinnlichkeit, Rhythmusgefühl und Sex-Appeal

# III

# Die SenFi-Inspiration:

# Haka, Kungfu-Boxing, Wing Tsun, Kata und Qigong

«Die Liebeskolonien der Zukunft werden wehrhaft sein.» *Wilhelm Reich*

# Das Haka-Ritual

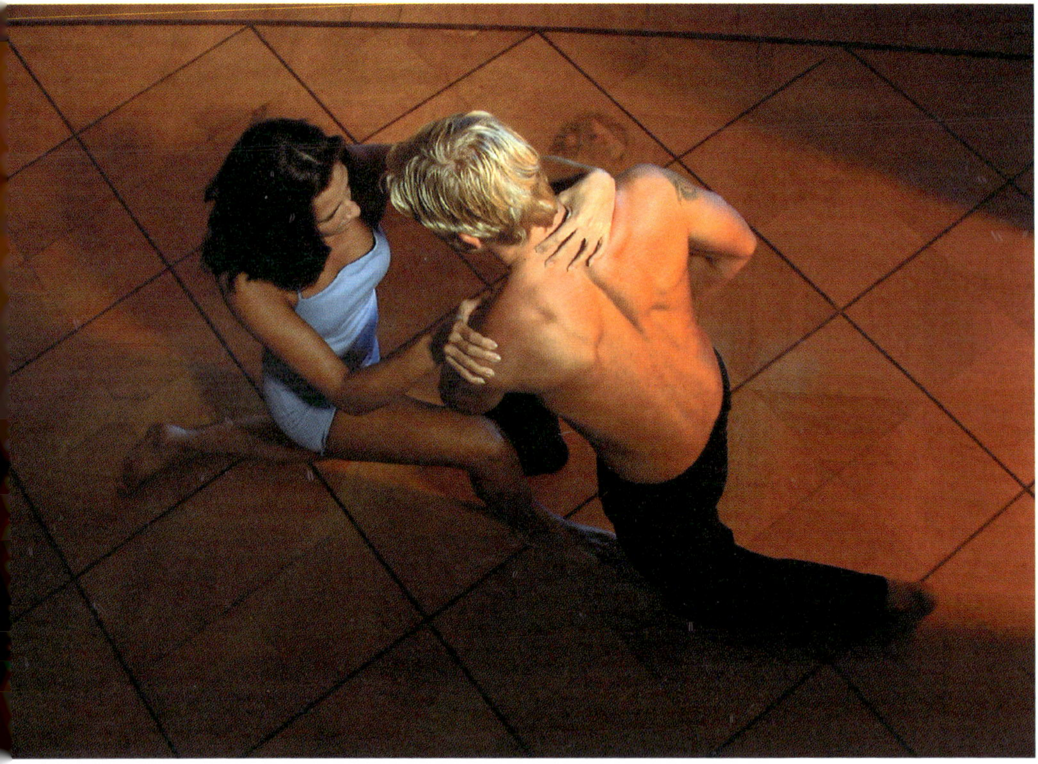

## Die Kraft der Ahnen

«Hakaha» ist maorisch und bedeutet ursprünglich «Atem der Erdenkraft».

Als die Engländer während der Kolonialisierungsepoche vor Neuseelands Küste an Land gingen, sahen sie sich bei den Maoris mit einer unbekannten Energie konfrontiert, die ihnen gehörigen Respekt einflößte. Im Vergleich mit den nach westlichen Militärgrundsätzen ausgebildeten englischen Soldaten griffen die Maorikrieger auf ein unendlich großes Energiereservoir zurück: die gesamte Linie ihrer Ahnen, deren körperliche und geistige Kräfte wie Mut, Stärke, Ausdauer usw. sie nach ihrem spirituellen Selbstverständnis über den Atem (!) tief in die Körperzellen und in ihren Geist ‹aufgesogen› hatten und nun in sich trugen.

Die Maoris verehren nicht nur ihre Verstorbenen in traditionellen Zeremonien, sondern besingen sie auch in zahllosen Melodien, damit die Ahnen-Energie sich jederzeit wirksam in ihnen selbst entfalten kann und präsent wird. Dieser unendliche Energiestrom wird durch hingebungsvolle und dynamische Tänze verstärkt und von leidenschaftlichen Gesängen begleitet, die aus tiefster Seele wie Mantras gerufen oder geschrien werden, sodass noch der entfernteste aller Ahnengeister die kraftvollen Töne seiner auf der Erde verbliebenen Kinder hören kann … So erweisen sich die heute lebenden Enkel als würdig.

Zaghafte Laute oder gar Flüstern sind während dieser als ‹Haka› bezeichneten Tanzrituale verpönt, da sie kaum die Seelenpotenz auszudrücken vermögen, mit denen sich die Maoris identifizieren.
Auch das Erkennen der ureigenen inneren Aggressionen erachten die Ureinwohner Neuseelands und Nachfahren polynesischer Stämme als lebensnotwendig, um die Familie bzw. den Stamm verteidigen zu können und um wehrhaft und vital zu bleiben.
Wilhelm Reich, der bekannte Psychoanalytiker und Mythologe, erwähnte in seinen Schriften den «heiligen Zorn», ohne den eine Gesellschaft ihre archaischen Wurzeln verneine. Dieser Zorn ist durchaus mit der Haltung der Maoris während des Haka-Rituals vergleichbar.



## Liebevoll die Zähne zeigen

Die im Haka zum Ausdruck kommende Energieform kann den tiefen Kontakt zu uns selber wieder herstellen. Sie kann quasi-therapeutisch und unterstützend wirken, um z. B. selbst verleugnete Durchsetzungsfähigkeit zurückzuerlangen oder spielerisch die ‹Seelenrezeptoren› daran zu erinnern, über wie viel Macht, Ausstrahlung und Kraft wir grundsätzlich verfügen – ohne diese allerdings Unheil bringend gegen andere wenden zu müssen. In Zeiten zivilisierten und zum Teil verlogenen Umgangs mit sich und anderen kann dies große Bedeutung erlangen, denn oftmals leiden heute die sensiblen Geister unter einer durch Konventionen erzeugten Lähmung, die es schwer macht, für das ‹Recht auf Ego› und Autonomie eintreten zu können. Das hat häufig zur Folge, dass Psyche und Persönlichkeit verkümmern und dem Druck von außen wenig entgegenzusetzen haben oder ihm überhaupt nicht mehr standhalten können. Wir alle kennen

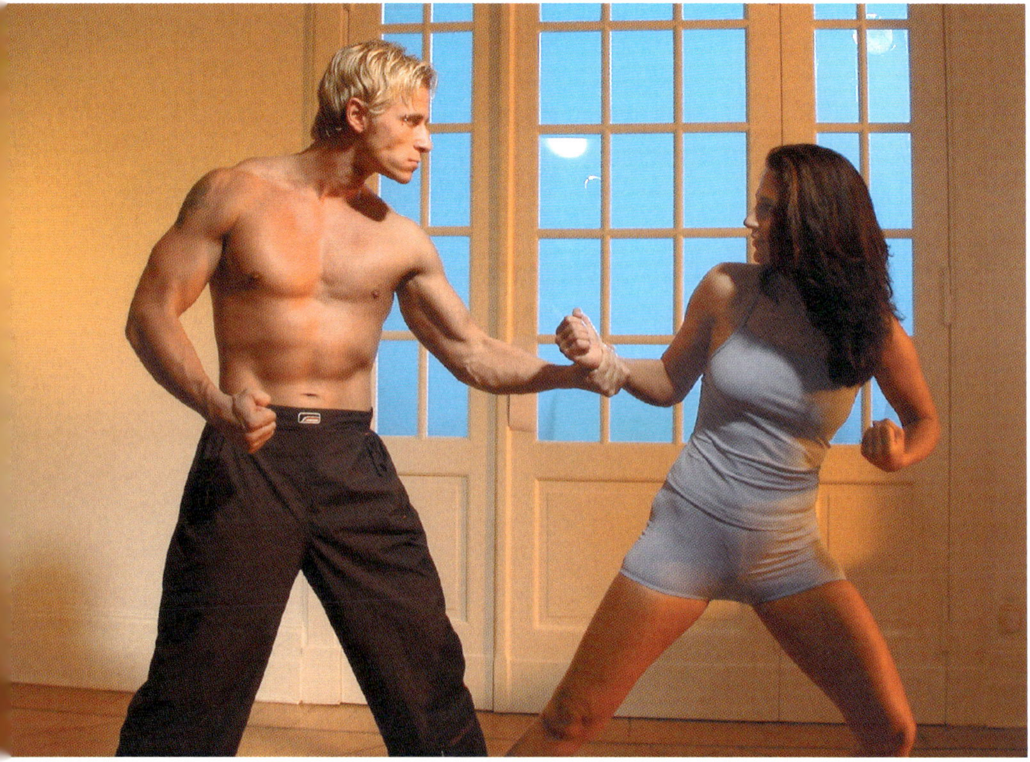

derartige Kränkungen, die durch Erziehung, soziale Anpassungsprozesse und problembeladene Beziehungen entstehen können.

Viele Menschen glauben an eine tief verwurzelte eigene Schwäche und haben ein entsprechend negatives Selbstbild. Dadurch verfügen sie jedoch über nur wenige Möglichkeiten, ihr großes Potenzial an Tatkraft und Aggression zu kanalisieren, oder sie wissen nicht, wie sie ihr Selbst befreien können.
Die Kraft des Haka kann dazu dienen, negative Energien in positive umzuwandeln und den verlorenen Glauben an sich und die eigene Stärke wiederzuerlangen. Dabei kann jede/r energetisch an der Energie-Zapfsäule der Vorfahren bzw. der Freunde und Geliebten neue Kraft tanken und sich für eine andere Weise der Begegnung mit dem Leben stärken. Die Message der Maoris, «kia ora» – «sei lebendig», kann uns beflügeln, uns mit ungeahnten Energien zu verbinden und die/den endlich leben und sich verwirklichen zu lassen, die/der wir wirklich sind.



## Das Herz öffnen

Die Haka-Elemente im SenFi können wie eine leidenschaftliche und moderne Meditation auf uns wirken, die die Botschaft der Seele in Einklang mit dem Körper zu bringen vermag. Archaische Rhythmen sprechen unser Potenzial an und bringen innere Kräfte zum Fließen: Das eigene Wesen kann dabei neu erlebt und entdeckt werden! Durch das Erhellen, das Sichtbarmachen und symbolische Ausleben so genannter Schattenseiten wie Wut, Abwehr, Neid, Hass, Trauer usw. können die inneren ‹dunklen› Seiten transformiert werden und Heilung erfahren. Dabei kann eine bessere Balance unserer Lebensenergie und neue Harmonie erzielt werden, sodass wir selbst größten Ängsten offen gegenübertreten können.

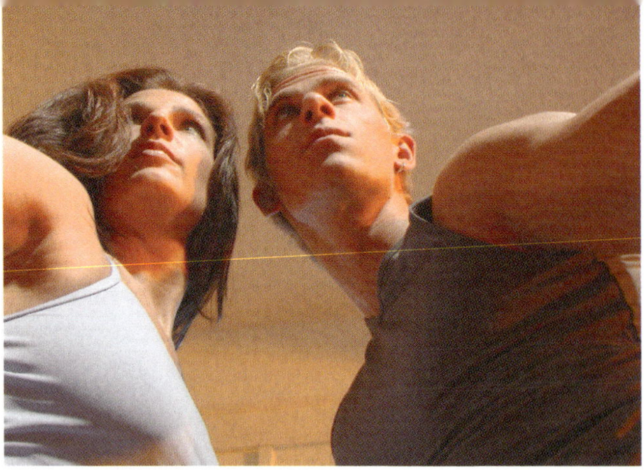

In diesem Sinne ist traditionelles Haka ein Ausbruch in den (Seelen-)Frieden und kann im SenFi als erwachte Kompetenz begriffen werden, die täglichen Herausforderungen zu meistern und Chaos abzuwehren sowie die intensiven Erfahrungen des Lebens zu zelebrieren, statt sich vor ihnen zu verschließen.



Einer der von den Maoris meistgeehrten Haka ist der «Ka Mate», der vom berühmten Krieger Rauparaha verfasst wurde, während rachsüchtige Feinde ihn jagten. Motiviert durch die Momente seiner Angst, bündelte er seine Gefühle in der Kreation eines ekstatischen Tanzes, der die Nähe von Tod und Leben verspüren lässt.
Sogar die neuseeländische Rugby-Mannschaft vollführt vor ihren Spielen auf dem Spielfeld ein imposantes Haka, bei dessen Demonstration sich die gegnerische Mannschaft abwendet und den Haka-Tänzern den Rücken zudreht, da sie die Wirkung des Rituals fürchtet.

## Magische Rhythmen

Auch wir können die Spannungen unserer Existenz mit SenFi durch kreative und lebensbejahende Rituale ausgleichen und uns so von unbewussten und verdrängten Kräften befreien und reinigen. Der produktive und inspirierende

Aspekt des spirituellen Haka-Kriegergeistes kann heute von uns als Anregung genutzt werden, um unsere eigenen Energien auf konstruktive Ziele zu richten statt auf Selbstverleugnung und Ablehnung anderer. Er kann uns helfen, neuen Mut zu fassen, um uns von mittelmäßigen Lösungen und Kompromissen zu verabschieden. Nehmen wir unsere Angst erst einmal an und verwandeln sie in Harmonie und Einklang von Körper, Geist und Seele, können wir unsere Verbindung zur Liebe wieder entdecken und ihr hingebungsvoll Nachdruck verleihen, statt destruktiven Kräften Macht über uns einzuräumen.

Die meist im Dreivierteltakt getrommelten Rhythmen des Haka-Tanzes, deren sich auch schon die polynesischen Vorfahren der Maoris vor realen Auseinandersetzungen mit anderen Stämmen bedienten, hat eine magische Kraft und Ausstrahlung, die bei klassischen Haka-Zeremonien zu tranceähnlichen psychischen Zuständen, aber auch zu mehr innerer Selbstsicherheit und Selbstvertrauen führen kann. Der gesamte Körper wird beim klassischen Haka angesprochen, die Körperglieder werden eindrucksvoll geschüttelt, die Zunge weit herausgestreckt und die Augen sonderbar verdreht. Laute Schreie tun ihr Übriges, und zuletzt wirkt das imposante Ritual wie eine expressive, ekstatische Zeremonie, deren psychologischer und mystischer Kraft wir uns kaum entziehen können.



## Masken, Macken und Neurosen

Heute vermissen wir jedoch durch unseren Lebensstil und damit einhergehende Konventionen derartig extrovertierte, gefühlsgeladene Bezeugungen unserer Stimmungen, Ängste oder Lüste. ‹Wilde› Rituale, die den eigenen Emotionen Raum geben, sich unmittelbar auszudrücken, und die es ermöglichen, uns wieder ganz zu spüren und mit dem Wesentlichen Kontakt aufzunehmen, wirken bedrohlich – sich auf sie einzulassen macht meist Angst und weckt Schamgefühle oder Wut und Frustrationen: Moderner Lifestyle und emotionale Offenheit scheinen sich zu widersprechen, allenfalls verbale Schlagfertigkeit, vermeintlich offene Attitüden (frech ist cool), lässige Gesten oder imposante Lippenbekenntnisse sind gefragt, wenn es um Kommunikation zwischen Fremden (oder sogar Bekannten und Freunden) geht, nicht aber um verpönte Gefühlsduselei oder gar sinnliche Bekenntnisse und unsere spontan geäußerte innere Wirklichkeit – all dieses könnte uns irritieren!

Diese Verdrängungen und Beschneidungen unseres menschlichen Potenzials sind es vor allem, die neurotisches Verhalten, Unzufriedenheit und Unglücksgefühle begünstigen. Zu oft erleben wir uns als zerstückelt und von unseren Wünschen und spontanem Selbstausdruck isoliert, sodass unser Bewusstsein von der ursprünglichen Einheit mit uns selbst, der Umwelt, den Mitmenschen und dem gesamten Universum verloren geht oder massiv leidet.



Inszenierungen innerer Oasen, ruhige Zufluchtsorte und Begegnungen mit uns selbst in gleichsam archaischen Ritualen und Tänzen erlauben, unsere Identität neu und andersartig zu erleben, die Sklaverei der Lügen und emotionale Taubheit zu beenden und uns von sozialen Zwängen und inneren Druckgefühlen zu befreien – mehr Selbstbewusstsein und ein Gefühl der Verbundenheit mit pulsierender Lebensfreude und erfrischender Kreativität kann erlebt und in Taten umgesetzt werden.

SenFi integriert die Bewegungs- und Stimmungselemente des traditionellen Haka in einer neuen Workout-Technik, die uns zu einer tiefen Begegnung mit uns selbst inspiriert. Ihre Kraft beruht auf den reinigenden und aufbauenden Impulsen für Körper, Geist und Seele.

# Kungfu Fighting

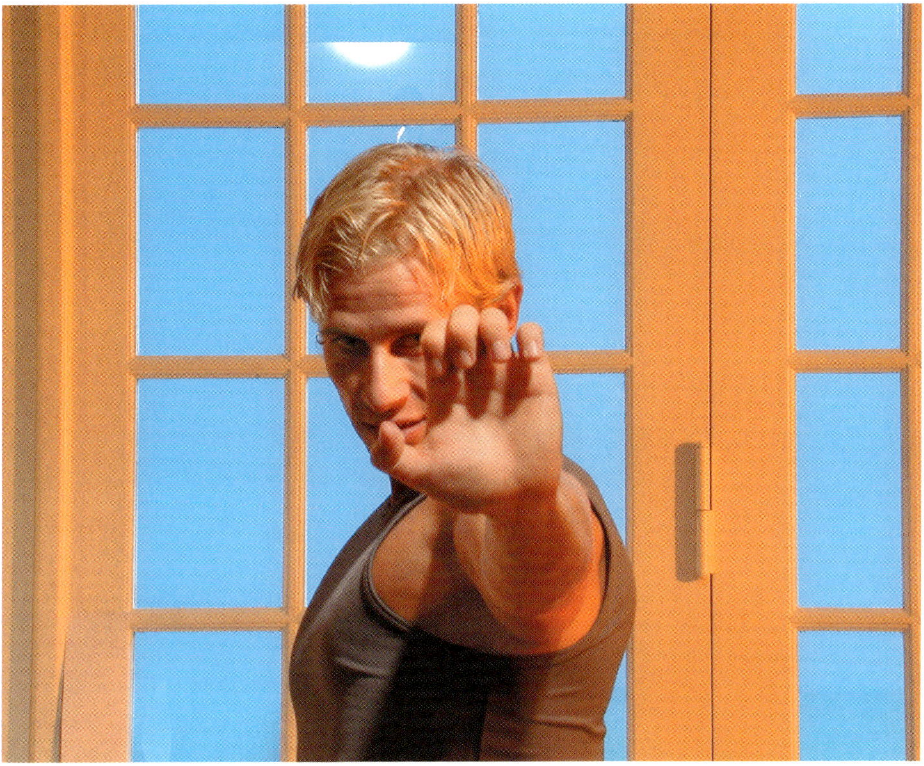



## Die Geschichte des Kungfu

Die uns bekannten Legenden über die Tradition des Kungfu reichen bis ca. 2600 vor Christi Geburt zurück, als im damaligen chinesischen Reich zwischen Kaiser Huang Ti und einem gehörnten Dämon namens Ch'ih Yu ein mythischer, waffenloser Kampf stattfand, aus dem Huang Ti erfolgreich hervorging.

Diese Heldentat wurde anschließend in zahllosen Gedächtnisfeiern und religiösen Zeremonien geehrt und wiederholt als historisches Kampfereignis symbolisch zwischen zwei

Parteien ausgetragen, wobei auf chinesischer Medizin beruhende Kenntnisse – Atemtechniken, die Aktivierung des Chi-Flow (der Fluss der inneren Lebensenergie) – zur Anwendung kamen. Diese den Körper und Geist stärkenden Kampfmechanismen waren erste Formen des Gong Fu (Cong Fu) und Qigong, einer Körperarbeit mit dem Ziel, Vitalkraft und Energie zu steigern.

Während der Chou-Dynastie, ungefähr 1000–250 v. Chr., wurden derartige Kampfstile weiter ausgebaut, wobei die Verkündungen des Lao Tse und Konfuzius als deren philosophische Voraussetzungen akzeptiert waren. Als zentrale Punkte wurden die Entwicklung der inneren Macht und Kontrolle über den Geist betrachtet.
Fünf verschiedene Tiere mit ihren charakteristischen Besonderheiten und physischen Kräften galten dem damaligen Kungfu als Leitbilder: Tiger, Bär, Kranich, Hirsch und Affe.



## Harter Shaolin-Stil und weiches Nei-chia

Der modernere Kungfu-Stil wurde ca. 200–300 n. Chr. durch Kwoon Yee begründet – als «Stil der langen Hand» bekannt, eine auf Distanz basierende Angriffstechnik.
Aber erst unter dem als ‹Boddhidharma› bekannten, nach China eingereisten Ta Mo, Sohn des indischen Königs Sugandha, wurde Kungfu im gesamten chinesischen Raum berühmt. Ta Mo wollte seine Auffassung vom Buddhismus in China verbreiten, wurde aber vom damaligen Kaiser Liang Wu Ti zurückgewiesen. Daraufhin entschloss sich Mo dazu, im Kloster von Shaolin Zuflucht zu nehmen und dort seine Schüler die Hingabe an die Meditation zu lehren. Ta Mos Konditionstraining zur Überwindung körperlicher und geistiger Schwächen umfasste 18 Grundübungen, die in die verschiedenen Kungfu-Boxstile eingegangen sind.

Durch einen General des Kaiserheeres entstand dann im 10. Jahrhundert eine der Hauptschulen des Kungfu, wobei gradlinig ausgeführte Fauststöße die Basis der Kampftechniken darstellten.
Auch das uns bekannte T'ai chi ch'uan wurde bald als weichere Form des Kungfu von Chan San Feng als so genanntes Inneres System (Nei-chia) entwickelt. Hierbei dienten Feng abermals Tiere, Schlange und Kranich, als Anregung – die Schlange inspirierte Khan durch ihre schnellen und schlängelnden Bewegungen, der Kranich durch seine geschickten Attacken, die einen Radius von 360 Grad abdeckten.

Das Shaolin-Kungfu ist seither als harte, kraftvolle Schule bzw. «Äußeres System» bekannt und vom Zen-Stil Ta Mos gekennzeichnet, die «Weiche Schule» dagegen vom Prinzip des Tao (Leben ist im ständigen Fluss) bzw. der Philosophie des Taoismus, die in Japan viel Anklang fand. Die «Innere Schule» favorisiert feste, standhafte Positionen und Ruhe, die «Äußere Schule» dagegen Geschwindigkeit, Widerstand und Tatkraft.



## Yin und Yang

Beide Schulen weisen Gemeinsamkeiten mit dem klassischen chinesischen Prinzip des Yin und Yang auf, das z. B. den indischen spirituellen Traditionen zugrunde liegt, wobei Yin das weiche, ‹weibliche› Element verkörpert, bzw. Hingabe und Nachgiebigkeit, und Yang das harte, aktive bzw. ‹männliche› und feste Element. Diese Gegenpole sind nicht geschlechtsspezifisch einzuordnen, der chinesischen Medizin oder auch dem Ayurveda (der altindischen Lehre vom Leben) zufolge wird jede Person energetisch sowohl von Yin- als auch Yang-Anteilen bestimmt.
Yin und Yang, auch als Kreis mit zwei gleich großen Anteilen, weiß und schwarz, bekannt – durchdringen sich gegenseitig

und stellen eine harmonische Einheit dar: Es ist sinnvoll, die komplexe Wirkung beider Prinzipien in sich selbst zu erkennen, sie zu akzeptieren und, je nach Temperament und Veranlagung, die zwei Pole miteinander in Balance zu bringen.

Auch beim SenFi spielt die Balance von Yin und Yang eine große Rolle, da unser Potenzial sich erst dann entfalten kann, wenn beide Gegenpole als Einheit verstanden werden und nicht eine der zwei Energien, ‹positiv› oder ‹negativ›, abgelehnt oder verleugnet wird. Die Kunst, einander entgegenwirkende Kräfte zu harmonisieren, fördert wiederum unsere Selbstwahrnehmung und damit unsere Toleranz, innere Weisheit und Gelassenheit, ohne die wir das Leben nicht wirklich befriedigend bewältigen können. Wenn wir die eigene ‹dunkle Seite› annehmen, können seelische Schatten in konstruktive Kräfte verwandelt werden, die uns dabei unterstützen, uns selbst vollständig zu erkennen, zu akzeptieren und zu lieben, aber auch anderen mit mehr Verständnis und Mitgefühl zu begegnen – so werden schließlich Wachstumsprozesse optimal gefördert und die Voraussetzungen für lebendige Kommunikation geschaffen.



## Tiger, Drachen, Kranich, Leopard und Schlange

Schon bald waren in China die Kampfkünste nicht mehr alleine den Geistlichen vorbehalten, sondern sie fanden weite Verbreitung in allen Bevölkerungskreisen. Zu Beginn des 17. Jahrhunderts, während der Ming-Dynastie, gelang Chueh Yuan während seines Aufenthaltes im Shaolin-Tempel ein wesentlicher Durchbruch für die Kungfu-Kampftechniken: Er erweiterte die ursprünglich 18 Übungen Ta Mos auf 72 Praktiken.

Gemeinsam mit zwei weiteren Lehrern, Li Chieng und Pai Yu Feng, perfektionierte er im Anschluss daran das System

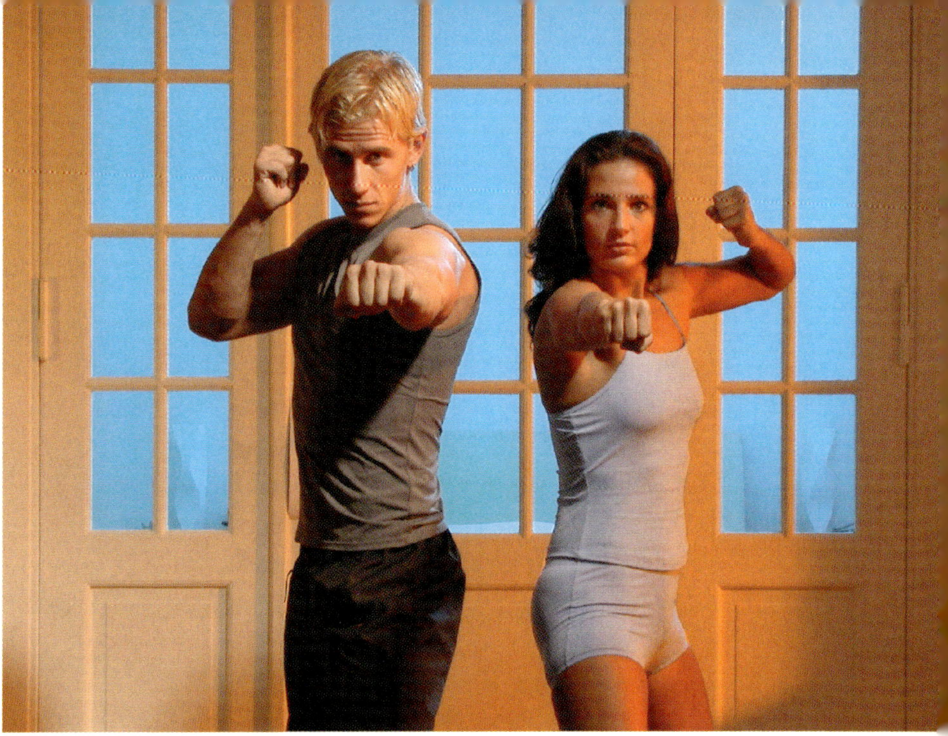



nochmals und dehnte es auf 170 Bewegungsformen aus, die fünf verschiedenen Kampfstilen zugeordnet waren – dem des Tigers, des Drachen, des Kranichs, des Leoparden und der Schlange. Hierbei sollte die Tigerschule insbesondere die Glieder stärken, die Leopardenschule dem Körper Kraft verleihen, die des Drachen den Kontakt zwischen Geist und Körper unterstreichen, der Kranichstil Gleichgewichtsgefühl und Elastizität verbessern und der Stil der Schlange das Wachstum bzw. die Steigerung des inneren Chi, der Lebensenergie und geistigen Macht, begünstigen.

## Spiritualität

Die Integration dieser in den Tiergestalten symbolisierten Charakterzüge und Geisteshaltungen wird auch beim SenFi akzentuiert: Sie ergänzt die physische Dimension des Workouts und erweitert sie um die im Westen oftmals vernachlässigte geistige Dimension, nach der wir uns jedoch sehnen, weil sie eine Kraftquelle dafür sein kann, uns wieder in Einklang mit unserer Existenz und unserem Lebensweg zu bringen, ohne notwendigerweise religiöse Bindungen einzugehen und Glaubenssätzen zu folgen, die wenig mit unserem eigenen Empfinden zu tun haben.

Stattdessen kann eine unmittelbare spirituelle Empfindungsfähigkeit an deren Stelle treten, die auf ideologische Einengung und allzu konkrete Interpretationen der Welt verzichtet. Erst so kann Spiritualität – fernab von New-Age-Botschaften oder Kirchgang – unmittelbar erlebt werden und sinnvoll für uns sein: als direkter Kontakt zu den eigenen, aus der Tiefe kommenden Impulsen unseres Selbst und zu unserer Intuition und nicht als ein uns auferlegtes, fremdartiges Geschehen, das in gefühlsentleerten Ritualen unser eigenes Potenzial ignoriert oder abtötet.



Grundsätzlich werden im Kungfu dem Schüler Richtlinien für die geistige Haltung nahe gelegt, die besagen, dass die Kampfkunst nur als Mittel zur Selbstverteidigung eingesetzt werden soll und dass der Praktizierende keinen Anlass zu aggressiven Auseinandersetzungen geben dürfe. Auch Selbstvertrauen und fester Glaube an die eigenen Fähigkeiten sind Voraussetzungen für die positive Einstellung, für die Willenskraft und innere Sicherheit, die im Kungfu für Kampfhandlungen, aber auch für eine größere innere Harmonie als wesentlich betrachtet werden.

## Kickboxen: Kicks, Punches und Moves

Als im 18. Jh. die Shaolin-Klöster zerstört waren, entstanden mehr und mehr Schulen des chinesischen Boxstils sowie die buddhistisch beeinflusste Kungfu-Schule des Win Tsun, aus der viele berühmte Kämpfer und Boxer hervorgingen.

Der anhaltende Erfolg und die zeitlose Vitalität des Kungfu wurden unter anderem von bekannten Fightern wie Bruce Lee und dessen Schüler Joe Lewis demonstriert, der bewährte Kickbox-Techniken in ein sinnliches Erlebnis und ein dynamisches Gruppenerlebnis mit Anheizung durch heiße Techno- und House-Beats verwandelte.

Zur Vorbereitung werden hierbei gezielte Dehnübungen und Seilspringen praktiziert. Auch Bandagen, die über die Handgelenke gewickelt werden, um diese zu fixieren und zu stärken, gehören zum Kickboxen. Bein- und Armmuskulatur erfahren ein intensives Training, und das Herz-Kreislauf-System kommt gehörig in Schwung. Die zur Anwendung kommenden Schläge und Tritte ergänzen sich mit abwechslungsreichen Kombinationen und fließenden Bewegungsabläufen, wobei sich Kicks, Punches und Moves gegen einen imaginären Gegner oder Bag, einen schweren Sandsack im Boxstudio, richten. In Amerika ist Kickboxen in den letzten Jahren zu einem Mega-Trend geworden, dem vor allem Billy Blanks, ein in Kalifornien lebender Karate- und Taekwondo-Meister, unter dem Trainingsnamen «Tae Bo» zu Ruhm und Anerkennung verholfen hat. Mittlerweile haben sich artverwandte Stile im amerikanischen und europäischen Raum verbreitet, die unter den Namen «Combat», «Thai-Aerobic», «Thai-Boxing», «Kick-Fit», «Body-Attack» usw. Einzug in die Fitnessstudios genommen haben.



## Kampfgeist: Unbeschreiblich weiblich

Doch woher stammen die ursprünglichen Impulse für die Kickbox-Welle? «Erinnern» wir uns: Insbesondere Frauen wurde lange ihr Recht auf freien Selbstausdruck versagt – erst vor drei Jahrzehnten, in den 70er Jahren, kämpfte das weibliche Geschlecht erstmals auf den Straßen um Gehör, und selbst bis heute sind bestimmte Berufe noch klassische Männerdomänen … Die Diskussion soll hier nicht vertieft werden, aber es ist dennoch interessant, dass gerade Frauen sich mehr Luft machen und ihre Aggressionen, ihre Wut und Lust (!) artikulieren wollen.

Steve Ventura, ein in New York ansässiger Karate- und Kungfu-Meister, berichtet, dass sein Boxstudio immer häufiger von Frauen besucht wurde, die Varianten des harten Kick-Fighting-Stils erlernen wollten und deren Bedürfnis nach «Kampfgymnastik» – einer sanfteren Form des Kampf-

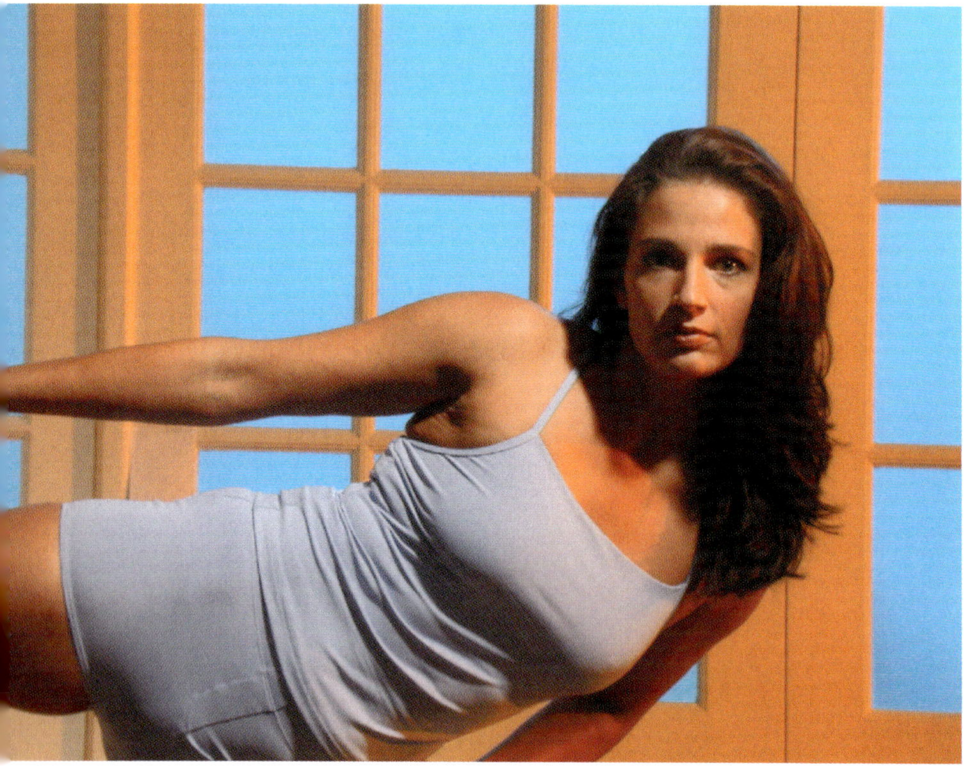

sports – darin begründet sei, dass ein derartiges Training die Vorteile des gezielten Muskelaufbaus und Power-Workouts mit emotionalem Aggressions- und physiologischem Stressabbau kombiniere. Wie Ventura stellten sich die Betreiber zahlloser Fitnessstudios schnell auf die Nachfrage ein – ohne qualifiziertes Training mit gut ausgebildeten Lehrern birgt der neue Sport allerdings die Gefahr, Muskeln und Gelenke zu verletzen oder grundlegende Kampftechniken falsch zu erlernen!

Kickboxen ist eine intensive, durchweg rabiate Angelegenheit, eine westliche Variation asiatischer Kampfkunst, die auf Schnörkel verzichtet und ohne hippe Outfits auskommt: Seitentritte, Kinnhaken, Frontkicks und harte Faustschläge verlangen Top-Konzentration und optimale Ausdauer.

Dabei sind die kämpferischen Ambitionen und der Ehrgeiz vieler Frauen besonders auffallend und lassen vermuten, dass es da noch vieles gibt, was endlich ausgedrückt und gelebt werden möchte …
Doch auch den Männern tut es gut, sich ein Stück geraubte Stärke und Freiheit zurückzuholen oder etwaige emotionale Defizite aufzufüllen und unterdrückte Frustrationen und Wut auszuleben! Denn nur dann kann Sinnlichkeit – ob männliche, weibliche oder gemeinsame – wieder mehr Raum bekommen und spielerische Kommunikation mit mehr Fun, viel Lachen und mitreißender Spontaneität vonstatten gehen – ohne wieder Sensibilität und Feingefühl zu vernachlässigen.



Beim SenFi werden Kungfu-Bewegungsabläufe und unkomplizierte Kickbox-Elemente in ein dynamisches und ausgewogenes Move- und Mind-Konzept integriert, das nicht nur viel Spaß bringt, sondern auch Stress- und Aggressionsabbau sowie ultimative Power garantiert und auf subtiler Ebene geistige und körperliche Energien in uns bewegen kann. Das Resultat sind eine ganzheitliche Wirkung auf unsere Body-, Mind- & Soul-Trias und größere Offenheit für neue Impulse, die Welt gelassen, mit einer unbelasteten Psyche zu betrachten und damit die (Zen-)Qualitäten eines klaren und in Balance gebrachten Geistes besser verwirklichen zu können.

# Wing Tsun: Chinesische Martial Art

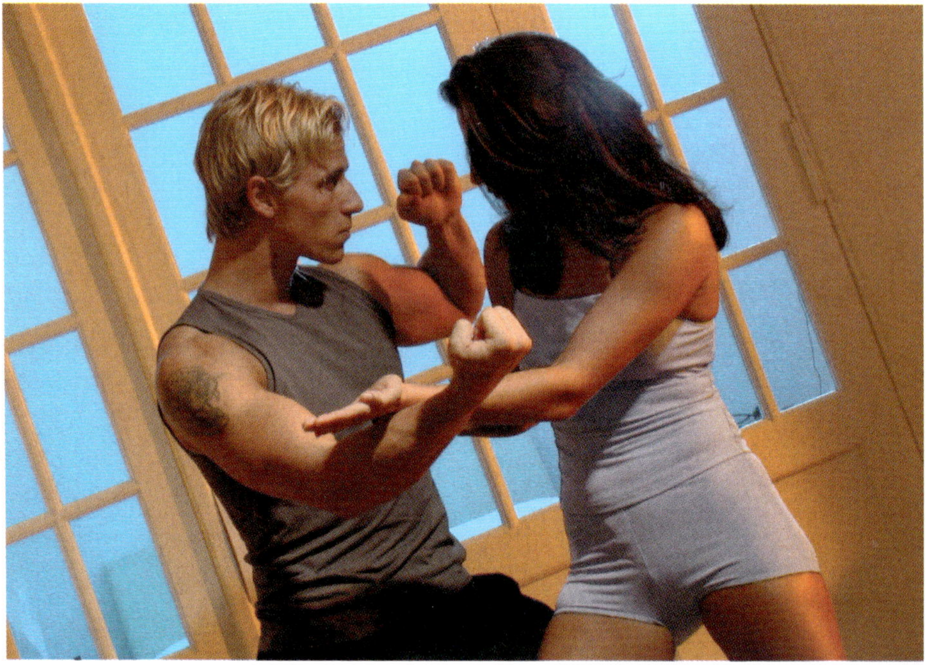



## Die Herkunft chinesischer Kampfkunst

Viele berühmte asiatische Martial-Art-Stile haben ihren Ursprung in Südchina, wo sie während der Mandschu-Dynastie im 17.–19. Jahrhundert von Revolutionären entwickelt wurden, deren geheimnisvolle Legenden über das Kämpfen bis heute einen integralen Bestandteil der chinesischen Kultur darstellen. Eine der am häufigsten erzählten Geschichten widmet sich dem Wing Tsun oder «Wing Chun Kuen», wobei sich allerdings historische Tatsachen und romantische oder mystifizierende Erzählelemente vermischen …

‹Wing› bedeutet «preisen» oder «loben», während ‹Chun› «Sonnenkraft» oder «Frühling» heißt und ‹Kuen› «Faust» oder «boxen». Im übertragenen Sinn meint Wing Tsun, dass der Frühling gepriesen werden soll, egal wie hart der Winter auch sei, und dass mit starker Entschlusskraft für ein Ziel gekämpft werden müsse.

## Die geheimnisvolle Legende der Lui Sei-Leung

Damals lebte in China die buddhistische Nonne Lui Sei-Leung, kurz Ng Mui genannt. Sie war den damaligen Rebellen und Systemgegnern wohl gesinnt und unterstützte deren Bewegung gegen das herrschende politische System. Als dies bekannt wurde, musste sie bald vor ihren Verfolgern, den Ching-Truppen, aus dem berühmten Shaolin-Kloster fliehen und fand kurze Zeit darauf im Kloster «Weißer Kranich» Unterschlupf, das hoch über dem Emeigebirge in der Provinz Szechuan lag.



Eines Tages wurde ihre Meditation durch Kampfgeräusche aus dem nahe gelegenen Gebüsch gestört. Als sie die Unruhequelle ausfindig machte, war sie überrascht, zwei ungleiche Gegner – eine Schlange und einen Kranich – vorzufinden, die in einen bedrohlichen Zweikampf verwickelt waren: Die Schlange bewegte sich ruhig und geschmeidig, attackierte ihren Feind jedoch mit überraschender Schnelligkeit. Der Kranich dagegen wartete geduldig bis zum allerletzten Moment, bevor er den Angriff mit tödlicher Genauigkeit konterte und gnadenlos zustieß.

Ng Mui war von den Verhaltensweisen der Tiere fasziniert und begann, sie zu beobachten und intensiv zu studieren. Schon bald erweiterte sie ihre eigenen Kampftechniken um die Qualität der Zielschnelligkeit der Schlange und deren verblüffende Strategie der Einkreisung sowie die geschickten Ausweich- und Abwehrmanöver des Kranichs. Sie nahm diese inspirierenden Bewegungen der Tiere in ihre Übungen auf und imitierte schon bald mit Händen und Armen sowohl den Schlangentanz als auch den Flügelschlag des Kranichs und dessen kräftige, zupackende Krallen.

Die kluge Nonne erfasste das Konzept hinter diesen Kampf- und Verteidigungsaktionen und passte es der menschlichen Natur und ihren eigenen Fähigkeiten an, bis sich ihre Kampfkunst und die der Tiere optimal ergänzten und eine Einheit bildeten.

Dem siegreichen und letztendlich überlegenen Vogel zu Ehren benannte sie ihre neue Martial-Art-Technik als «Weißer-Kranich-Boxstil».

Ng Muis exquisiter Kampfkunst bleibt es zu verdanken, dass sie das Kloster zahllose Male vor Angreifern und Wegelagerern beschützte und die friedliche Lebensweise der dort lebenden Mönche wehrhaft verteidigte. Aber auch Gefährtinnen und andere im Kloster lebende Nonnen erlernten Wing Tsun und konnten sich so erstmals effektiv gegen Übergriffe anderer verteidigen.



## Die Oper ‹Rote Dschunke›

Wahrscheinlich konnten die Anti-Ching-Revolutionäre sich als Artisten und Akrobaten bei der Gruppe der fahrenden Oper ‹Rote Dschunke› bzw. ‹Hung Suen Hei Ban› verstecken und sich so relativ ungezwungen durchs Land bewegen und die bis heute berühmten Kampfkünste aufführen und zur Schau stellen. Durch Make-up, Kostüme und Künstlernamen geschützt, konnten die ‹Darsteller› mit Leichtigkeit ihr Auftreten und ihre Identität verändern, eine für damalige Zeiten überaus wichtige Überlebensstrategie!

Unklar bleibt bis heute, ob die Mitglieder der ‹Roten Dschunke› den frühen Wing-Tsun-Stil mitentwickelten und beeinflussten oder ob er ihnen von anderen Meistern übermittelt wurde.

Nachdem die Oper vom Ching-General Yip Man-Sun Mitte

des 19. Jahrhunderts zerschlagen wurde, begründeten im Jahre 1860 Sun Wah, Kwong Din Hin und Painted Face Kam mit anderen eine neue Oper, die die Tradition des Wing-Tsun-Kampfstils pflegte und dafür sorgte, dass die beeindruckenden Martial-Art-Techniken nicht verloren gingen.
Viele berühmte Kämpfer entwickelten zum späteren Zeitpunkt die Verteidigungskunst weiter, unter ihnen Yuean Kay-San, Fung Sui-Ching, Yiu Lok-Gong, Chueng Bo und Sum Nung.

Wing Tsun breitete sich im gesamten polynesischen Raum als Kampfkunst aus, wobei bis heute vor allem Stockkampf-Techniken favorisiert werden. Erst Dr. Wong Tiet-Wai, Tom Wong und andere Lehrer führten Wing Tsun 1970 in New York und Los Angeles ein, von wo aus es sich schnell in ganz Amerika verbreitete. Aber auch in Australien, Kanada und Europa avancierte die ausgefeilte Kampfkunst zum Geheimtipp unter den Kampfsportlern und begeisterten Anhängern von Kungfu und Wushu Fighting.



## Wing-Tsun-Technik

Wing-Tsun-Praktizierende streben es an, die zur Anwendung kommenden Techniken kontinuierlich zu verbessern und zu erneuern, um so die Kunst lebendig zu erhalten und wachsen zu lassen, statt sie mechanischen und steifen Regeln zu opfern. Überhaupt betonen Eingeweihte, dass es mehr um ein konzeptuelles Verständnis und System als um einen technischen Stil gehe.
Bis heute ist man darum bemüht, Wing Tsun nur an diejenigen weiterzugeben, die sich als aufrichtig und vertrauenswürdig genug erweisen, die effektive Kampfmethode ausschließlich in Situationen äußerster Not zu verwenden. Klassisches Wing Tsun dient somit der Selbstverteidigung, und dessen Lehrer wenden sich seit jeher gegen jede Form aggressiver Gewalt.

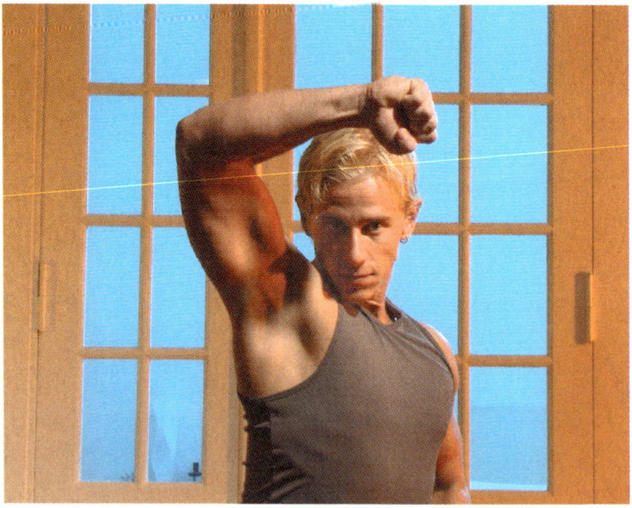

Die komplexe Verteidigungsstrategie ist nur durch konzentriertes und regelmäßiges Training zu erlernen. Im Mittelpunkt stehen dabei einmalige und facettenreiche Techniken, die nur durch konzentriertes Üben und bewusstes Sicheinlassen adaptiert werden können. Fließende Bewegungen und blitzschnelle Reaktionen gehen in einem systematischen und koordinierten Bewegungsablauf ineinander über: Beide verschmelzen zu einer kraftvollen Einheit und werden durch gezielte Kicks, Faustschläge, Sprünge, Tritte, Ausweich- und Block-Techniken gekennzeichnet. Die Haupttaktik beruht darauf, die attackierende Kraft ‹anzunehmen, zu integrieren und zu behalten› – ihr soll nicht widerstanden und sie soll nicht fortgeschlagen, sondern assimiliert werden. Auch im japanischen Aikido wird mit dem Prinzip der Energieumwandlung gearbeitet: Die aufgenommene gegnerische Energie wird zurückgewiesen; mit der eigenen Kraft versetzt erreicht sie auf diesem Wege wieder den ursprünglichen Angreifer, der von seinen eigenen Absichten und Motiven wie Hass, Neid, Gier etc. getroffen wird: eine interessante Taktik, die uns lehrt, negative Energien nicht wissentlich gegen andere zu richten, sondern sich mit sich selbst auseinander zu setzen und egoistische Wünsche zu relativieren. Alle destruktiven, von uns ausgesandten Impulse kehren demnach zu uns zurück, da im Universum ‹alles mit allem› verbunden sei – eine Behauptung, die auch durch neuere Erkenntnisse aus Quantenphysik und Biochemie untermauert wird.

Wing Tsun bestimmt die Körperstruktur entlang einer zentralen Meridianlinie, die längs vom Kopf bis zu den Füßen verläuft. Der Vorteil im Kampf soll errungen werden, indem der Praktizierende seinen Körper in Einklang mit dieser Linie bringt und dem Kontrahenten an Stärke durch seinen eigenen Kontakt zur Energiequelle Erde überlegen ist. Darüber hinaus können Positionen mit minimalem Kraftaufwand und geringer Muskelarbeit gehalten und entsprechend entspannt große Schlaggeschwindigkeiten erzielt werden.
Meridiane werden in der traditionellen chinesischen Medizin als Energielaufbahnen, die den gesamten Organismus durchlaufen, betrachtet, die den Körper mit Chi bzw. Lebensenergie versorgen. Auch die Akupunktur und Akupressur orientieren sich an Meridianen.



## Stärken erkennen

Nicht Muskelkraft und Kondition sind die Voraussetzungen für Wing Tsun, sondern die Bereitschaft, sich auf den Körper einzulassen, die eigenen Stärken kennen zu lernen und zu nutzen. Wer Wing Tsun erlernt, entwickelt ein neues Körperverständnis und Selbstbewusstsein. Durch intensives Training wächst die innere Sicherheit und das Bewusstsein der persönlichen und individuellen Möglichkeiten. Schon dieses Selbstbewusstsein und das körperliche und emotionale ‹Bei-sich-Sein› führt zu einem veränderten Lebensgefühl. Persönliche Einschränkungen spielen im Alltag keine so bedeutende Rolle mehr, das Leben wird vielseitiger und lebendiger. Wer Wing Tsun praktiziert, verlässt die «Opferrolle» und kommt daher auch seltener in gefährliche Situationen …

Das systematische Erlernen von Wing Tsun steigert nicht nur die körperliche und geistige Flexibilität, sondern fördert auch die persönliche Wahrnehmungsfähigkeit. Den Weg dahin begleiten gezielte Entspannungs-, Konzentrations- und Atemübungen, die Körper, Geist und Seele helfen, frische Energie aufzunehmen und in Harmonie mit sich und seiner Umwelt zu sein.

Die im SenFi wirksamen Wing-Tsun-Elemente beziehen sich – abgesehen von der geistigen Botschaft – vor allem auf die Reaktionsgeschwindigkeit und die Techniken für den Oberkörper wie gezielte Abwehr und Blockaden. Der spezifische Wing-Tsun-Stand mit gespreizten Füßen und aneinander liegenden Knien als Ausgangsposition wird zugunsten eines eher rituellen ‹Haka-Squats› mit ebenfalls gebeugten, jedoch geöffneten Knien vernachlässigt. Erst in den seitlichen Dreh- und Ausweichpositionen kommt die ‹geschlossene Meridianlinie› wieder zum Tragen.

# Meditative Kata

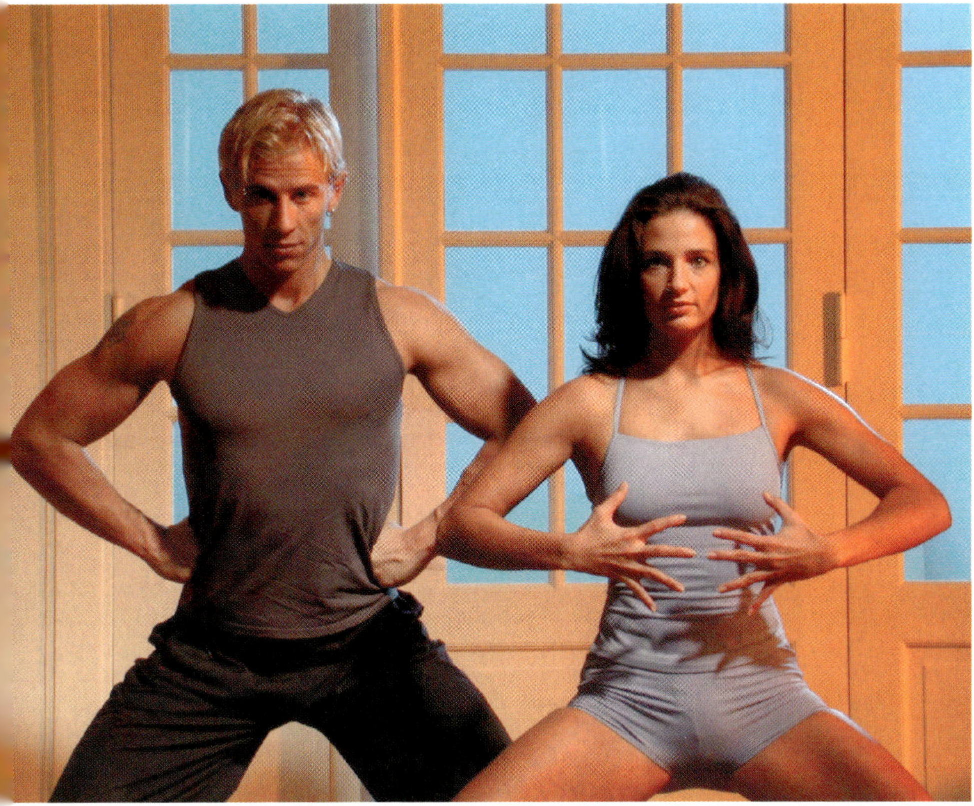



## Konzentration und Tanz

«Kata» bedeutet im Japanischen «Tanz» und beschreibt damit treffend eine sanfte Form ritueller Bewegungsabläufe, die der Steigerung des Wohlbefindens, der Abwehrkraft und der Selbstverteidigung dienen. Diese tänzerischen Kampfsequenzen fanden in China, Japan und Korea weite Verbreitung, insbesondere beim Karate-Training, bei dem die ‹Chi-Energie› im Körper konzentriert wird und via Handkante in energische Schlagkraft gewandelt wird.

Als im alten China die damaligen Herrscher die Bevölkerung entwaffnen ließen, wurden Schwerter und Messerklingen, die über eine gewisse Größe hinausgingen, verboten. Da auch das Boxen als Gefahr für die Privilegierten eingestuft und untersagt wurde, verloren die Bauern ihre letzte Möglichkeit, sich zur Wehr zu setzen. Doch die Tradition der Kata konnte zu rhythmischer Musik – ähnlich wie das Kickboxen in der chinesischen Oper – als Tanzkunst verbrämt späteren Generationen erhalten bleiben.

Die klassische Form jener Kata beinhaltet den Kampf bzw. Tanz mit einem imaginären Feind. Zu Beginn der Bewegungen steht die innere Sammlung, wobei der Ausübende im aufrechten Stand verharrt, ohne sich zu bewegen. Nun wird die Vorstellungskraft aktiviert und der Gegner taucht, in Stoß- und Schlagweite entfernt, vor dem inneren Auge auf. Diese Visualisierung ist von außerordentlicher Bedeutung, da sie schon während des Übens Kraft und Energie verleiht.



## Spiel und Transformation

Beim ‹Sensual Fighting› wird der Kampf mit dem Feind auf eine andere Ebene verlagert und zum Spiel mit dem eigenen Partner oder zum Kampf mit den eigenen Schattenseiten, bei dem der Gegner in Form des ‹ungeliebten Ichs› innerlich auftaucht. Durch diesen rituellen Freiraum können Aggressionen abkühlen oder gegen sich selbst gerichtete Wut ein Ventil finden und sich letztendlich in positive Botschaften wandeln. Wenn wir nicht mehr unter dem Druck unserer unmittelbaren, aufgebrachten Gefühle stehen und unsere Beziehungen zu anderen mit mehr Distanz betrachten, öffnen wir uns der potenziellen Selbsterkenntnis, die sich hinter den Auseinandersetzungen verbirgt – Ärger, Negativurteile und Empörung sind häufig in den eigenen Emotionen, Wünschen oder Einstellungen verankert. So können sie unsere Handlungsfreiheit einschränken und uns dazu verleiten, andere zu verletzen. Diese ‹Projektionen› und Erwartungen gilt es zu entdecken und gegebenenfalls zu transformieren; können wir diesen Prozess verstärken, werden wir nicht nur fairer, sondern schützen uns selber optimal vor überzogener Verwundbarkeit. Es kann und soll jedoch nicht darum gehen, Gefühle wegzuschieben oder zu ignorieren, sondern lediglich darum, Illusionen ‹loszulassen› und den Moment zu akzeptieren, wieder durchzuatmen und sich neuen Wegen und Lösungen zu öffnen.

Wird spielerisch gedroht, gewarnt, geboxt, getobt und attackiert, verschwinden aufgestaute Gefühle häufig im Nu. Kata sind hier sehr hilfreich – sie stellen eine Verknüpfung zu unserer ‹magischen› Seite her und versetzen uns in meditative Stimmung. Durch das Wiederholen eines frei gewählten ‹Zauberwortes› wird dieser Vorgang weiter intensiviert: Denken Sie z. B. an den Namen des Gegners, an etwas Unangenehmes, etwa an negative Kindheitserinnerungen, die Sie überwinden möchten.



Dann rufen Sie dieses Bild oder Wort immer wieder ab, sodass eine starke imaginäre Energie aufgebaut wird. Im Haka wird das «Kamate» (in dem Fall: Ich sterbe) wieder und wieder rezitiert, um verdrängte Ängste zu aktivieren, und im aktuellen Erleben – ohne Gefahr von außen – in freigesetzte Kraft und Energie umgewandelt.

Zudem haben die im Sensual Fighting zum Tragen kommenden Kata die Funktion, den energetischen Körperhaushalt in Balance zu bringen und Blockaden in den Meridianen aufzulösen und die Organe physiologisch zu erfrischen und unsere Psyche zu harmonisieren.

Die ästhetisch anmutenden, sanften Bewegungen des Kata wirken subtil, aber sind äußerst kraftvoll. Sie sind tief in der über 5000 Jahre alten chinesischen Medizin und dem ‹Qigong› verwurzelt.

# Qigong: Lebensenergie im Fluss

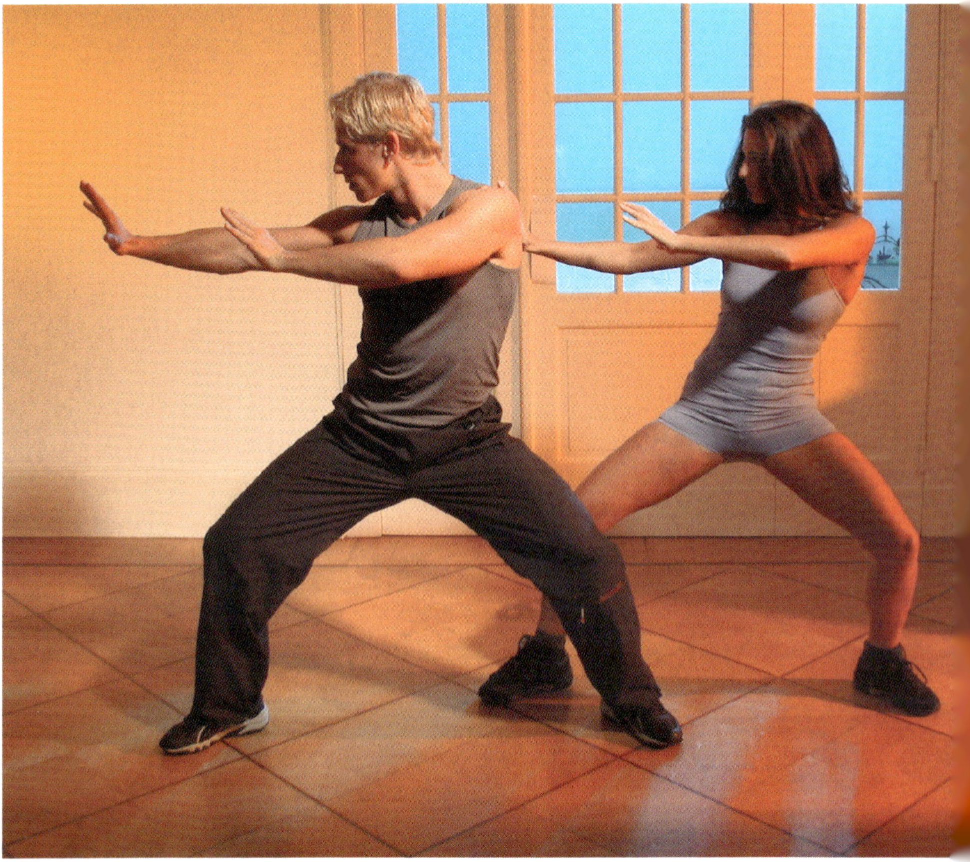

# Integraler Bestandteil traditioneller chinesischer Medizin

«Wenn man gelassen
und frei von Wünschen ist,
erhält man das wahre Qi.»
*Jiao Guorui*

Das klassische Qigong ist nicht nur eine Methode zu unserer Gesund- und Jungerhaltung, sondern verbindet die verschiedenen Ebenen des Körpers, des Geistes und der Seele über den Atem, sodass das ‹wahre› Qi oder die Lebensenergie gestärkt und – laut chinesischen Medizinern und Meistern – die individuelle Lebensspanne verlängert wird.

Qigong – Übungen zur Stärkung der Lebensenergie – fanden nicht nur in der traditionellen chinesischen Medizin, sondern auch in den chinesischen Kampfkünsten, Wushu genannt, Eingang im Rahmen buddhistischer Ruhe- und Bewegungsrituale.



Das ‹Qi› bezeichnet die Gesamtheit der physiologischen Funktionen bzw. die Antriebskraft aller vitalen Abläufe, ‹Gong› ist dagegen die Aktivität und Arbeit des Übenden selbst.

Die Anregung der Qi-Kraft dient der Selbstregulation des Organismus, dessen Regeneration und Vitalisierung.

# Die Wirkung von Qigong

Die Methode des Qigong wurde in den über 4000 Jahre alten Geschichtswerken Chinas als Heiltanz beschrieben, wobei der Atmung eine hervorragende Rolle zukam: «Den Atem halten, sammeln, ihn gen Himmel ausdehnen, ihn beruhigen und festigen, sodass er wachsen kann» (aus dem ‹Gürtelanhänger aus Jade›, ca. 770–200 v. Chr., Xingqi yupeiming) ist eine Aussage, auf der bis heute die Grundlagen der sanften

Heilbewegungen basieren, die das innere Chi zum Fließen bringen können.
Die Übungen wurden über Jahrhunderte in China verfeinert und auf spezielle Krankheitsbilder abgestimmt, die hier nicht näher beschrieben werden sollen. Allgemein gilt jedoch, dass die Entspannungspositionen dazu beitragen, Erschöpfung, Energiemangel, Bluthochdruck, Nervenschwäche, Depressivität und Abwehrschwäche zu mildern oder sogar zu beheben und stattdessen neue Kraft zu den inneren Organen zu transportieren.
Eine Hauptrichtung der verschiedenen Schulen repräsentiert das so genannte ‹Wudang-Qigong›, das noch heute von einigen wenigen Meistern gelehrt wird. Die fünf wichtigsten Übungen beziehen sich darauf, verbrauchte Energie aus dem Körper zu leiten, das Ursprungs-Chi zu stärken und Lebensenergie aus Wasser, Himmel und Erde aufzunehmen. So stärken wir den Energiefluss im Körper und bringen Yin und Yang in Balance.



## Der Energiespeicher

In den Kampfkünsten werden beim Übenden mittels Qigong Ruhe und Entspannung, aber auch Konzentration und Kraft erzielt, wobei Bewegung und Stille grundsätzlich sich ergänzende Pole darstellen.
SenFi greift den Ansatz der äußeren Bewegungsimpulse und geistiger Ruhe zum Ausklang des Trainings auf und schließt das Training mit einer Übung aus dem Wudang-Qigong ab, die die Speicherung der zuvor beim Sensual Fighting freigesetzten Energie in unserem Körper vorsieht.
Dabei legen Frauen ihre linke, Männer ihre rechte Hand unterhalb des Bauchnabels mittig auf das sich dort befindende ‹Energiezentrum› (Dantian), eine wichtige Energiequelle, in der Kraft sich bündeln lässt, nach außen abgegeben oder von außen aufgenommen wird.
Die andere Hand wird nun über die auf dem Dantian ru-

hende Hand gelegt. Ähnlich wie beim Praktizieren der Kata wird die Übung von der eigenen Vorstellungskraft begleitet, die hier bewirken soll, die gesamte, durch das Workout erzeugte Kraft in unserer Körpermitte zu speichern. Einmal dort angelegt, wächst der ‹Energiespeicher› – so chinesische Ärzte und Qigong-Meister – von Mal zu Mal und bewirkt nicht nur, dass unsere Abwehrkräfte stärker und wir seltener krank sind, sondern dass ein Energiereservoir aufgebaut wird, das in Notzeiten angezapft werden kann, um uns bei außergewöhnlichen Belastungen, bei Stress oder psychischem Leiden zu schützen und uns eine Extraportion Energie zur Verfügung zu stellen.

Dieser phänomenale Speicher macht uns erstaunlich stark: Wenn wir ihm kontinuierlich Aufmerksamkeit schenken, ihn pflegen und ‹füllen›, entfesseln wir ungeahnte Kräfte in uns, die der Psyche Ausgleich verschaffen und dem Geist zu größerer Klarheit verhelfen kann.



Mit diesen neuen inneren Qualitäten sind wir nicht nur widerstandskräftiger und stressresistent, sondern auch gelassener, näher bei uns und beim Wesentlichen – wir lassen uns nicht mehr so schnell ablenken, verlieren nicht die Fähigkeit, uns zu konzentrieren, und sind insgesamt positiver eingestellt: Wir strahlen viel Ruhe und Stärke aus!

# IV. Sensual Fighting: Das Workout

## Vor dem Start

Zu Beginn des Trainings sollten einige Hinweise beachtet werden, die Fun und Erfolg des Workouts garantieren.

- Gute Trainingsschuhe, die den Füßen stabilen Halt verleihen, sind eine Voraussetzung für die eigene Standfestigkeit sowie für dynamische Kicks und Sprünge.
- Beginnen Sie langsam und überlasten Sie sich nicht! Gehen Sie mit den Übungen Schritt für Schritt im Programm weiter, bis Sie die Serie beherrschen.
- Alle Übungen werden im sanften Bewegungsfluss ausgeführt – Pausen oder Ruhepositionen werden ausdrücklich gekennzeichnet.
- Vernachlässigen Sie niemals das Warming-up und die Dehnübungen zum Schluss des Trainings.
- Alle Übungen sollten gezielt und kontrolliert ausgeführt werden, damit Sie die Gelenke schonen und die Muskeln optimal aufbauen.
- Vermeiden Sie ruckartige Bewegungen – so beugen Sie Verletzungen vor.
- Je tiefer Sie in den Bauch hinein atmen, desto bewusster und kontrollierter werden Sie das Training durchführen können. Halten Sie den Atem auf keinen Fall an. Atmen Sie stattdessen bei Muskelanspannung tief in den Bauch hinein, beim Lösen der Muskulatur wieder aus.
- Halten Sie während des gesamten Trainings Ihre Körperspannung.
- Kommen Sie während des Trainings aus der Puste, marschieren bzw. gehen Sie locker im vorgegebenen Rhythmus auf der Stelle weiter, sodass eine Abkühlung der Muskulatur verhindert wird.
- Die Knie- und Ellenbogengelenke bleiben grundsätzlich leicht gebeugt.
- Der Daumen liegt bei der geschlossenen Faust immer außen.

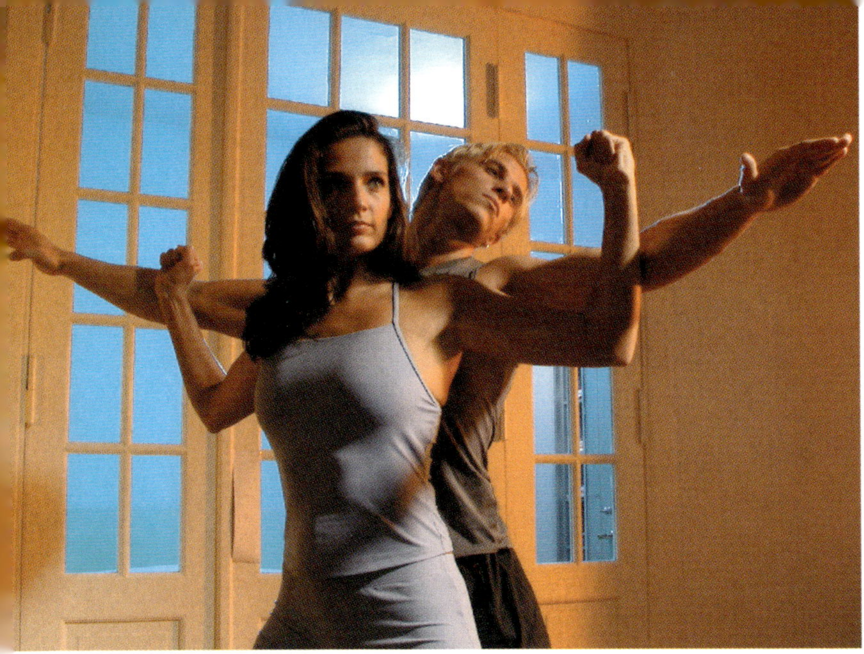

- Dehnen Sie die Muskeln nur so weit, wie es Ihnen möglich ist.
- Sobald Sie Schmerzen verspüren, machen Sie einfach eine Pause, bis es Ihnen wieder besser geht. Reduzieren Sie gegebenenfalls das Trainingstempo.
- Bei Schwangerschaft, nach Sportverletzungen, bei hohem Blutdruck und bei Rückenproblemen sollten Sie vor Trainingsbeginn mit Ihrem Arzt sprechen.
- Grundsätzlich gilt: Vertrauen Sie Ihrem Gefühl und bleiben Sie mit Ihrem Körper ‹in Kontakt› – dann werden Sie die für Ihren Körper richtige Übungsintensität finden.
- Atmen Sie fünf- bis zehnmal tief durch, bevor Sie loslegen – werden Sie ruhig und kommen Sie bei sich selbst und ‹in Ihrer Mitte› an!



## Musik und Moves

Bringen Sie sich mit Musik in Stimmung – alles geht mit heißem Groove viel leichter! Anfangs ist es wichtig, nicht zu viel Tempo zu machen oder dem Beat hinterher zu hetzen, sondern auf die korrekte Ausführung der Übungen zu achten. Entscheidend ist dabei die Zählweise (hier: 1, 2, 3; 1, 2, 3; 1, 2, 3, usw.).

SenFi ist als Dreivierteltakt-Workout konzipiert. Die ‹Beats per Minute› (bpm) im SenFi-Video sind optimal auf das Training abgestimmt. Jeder Move bzw. jede Bewegung entspricht einem Beat. Starten Sie mit dem ersten Schritt einer Bewegungsfolge bei 1. Sind Sie unsicher, hören Sie sich die Musik erst einmal an. Beim Sensual Fighting beträgt die Anzahl 120 bis 130 bpm, manchmal auch etwas mehr: Dies lässt genügend Zeit, die stark akzentuierten Bewegungen eindrucksvoll auszuführen, und sorgt trotzdem für intensives Schwitzen!

Zum Ausklang des Workouts, beim Stretching, wählen Sie eine ruhige ‹Chillout›-Musik zum Entspannen aus, die Sie besonders gerne hören.

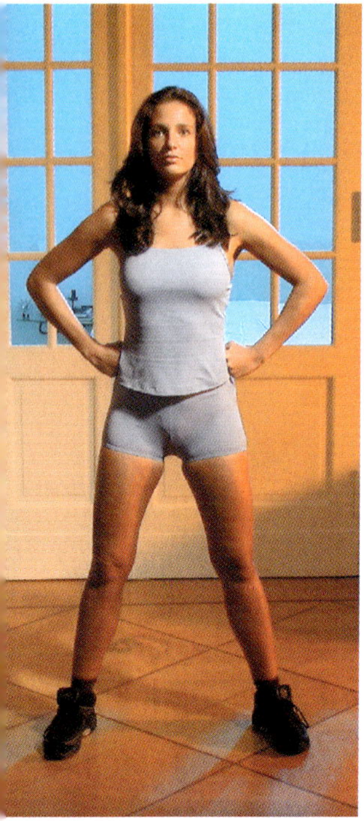

## Tipp

Kommen Sie nicht mit dem Dreivierteltakt klar? Macht nichts, denn das Workout kann anfangs auch im vertrauteren Viervierteltakt ausgeführt werden, wodurch sich allerdings die Choreographie leicht verändert. Sie können selber ausprobieren, wie sich dies am besten umsetzen lässt. Ich schlage vor, einen zusätzlichen Stepp bzw. Schritt beim SenFi-Squat auszuführen – beim ‹Marching› ist dies ohnehin nicht schwierig – und die Armbewegungen dann entsprechend zu koordinieren: Dies nimmt dem Workout allerdings seinen ‹Tribal-Charme›.

Besser wäre es meines Erachtens, dass Sie sich auf den archaischen Rhythmus einstellen, auf dem schon die magischen Tänze Afrikas sowie die Stammeszeremonien der Indianer Nord- und Südamerikas und vieler anderer Völker basierten. Nach kurzer Zeit haben Sie sich daran gewöhnt und erzielen Ihre ersten Erfolge: Geben Sie nicht auf. Versuchen Sie es so lange, bis es klappt! Die archaische Kraft und Ausstrahlung des Workouts kann so auch Sie erfreuen.

# SenFi: Warm-up

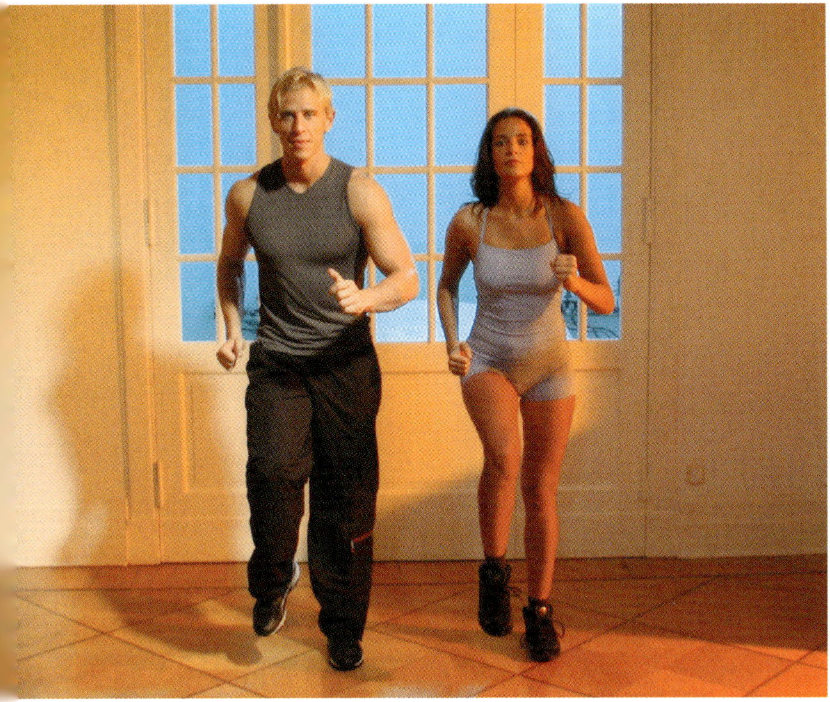



## Wirkung auf Körper, Geist und Seele

Das Warm-up dient dazu, die Muskeln aufzuwärmen und den gesamten Körper geschmeidig und flexibel zu machen, sodass er optimal auf das darauf folgende Workout vorbereitet ist. Da beim Sensual Fighting Kicks, Tritte, Punches usw. den zentralen Kern des Trainings darstellen, ist ein sanfter Start mit meditativen Kata-Moves besonders wichtig.

Zudem bringen uns die Anwärmübungen in die richtige Stimmung: Wir konzentrieren uns auf unsere Gefühlslage, lassen verdrängte Wünsche und Emotionen in uns aufsteigen und visualisieren einen ungeliebten ‹Feind› oder den eigenen negativen ‹Schatten›.

Haben wir für das Workout einen Partner / eine Partnerin – z. B. unsere(n) derzeitige(n) Lebensgefährten(in) –, dient er / sie als Projektionsfigur für unsere Emotionen – allerdings nur sinnbildlich: Negative Gefühlsübertragungen sollten im Anschluss an das Training wieder zurückgenommen werden oder sind günstigenfalls überwunden, da sich unser Gegenüber zwar symbolisch als Angriffsfläche für Wut, Aggressionen usw. eignet, aber wohl kaum für unsere eigene Misere verantwortlich zu machen ist: Letztendlich sind nur wir selbst für unsere Gefühle und unser Wohlergehen zuständig!
Schon nach dem Warm-up fühlen wir uns gestärkt und konzentriert. Unwichtiges gleitet von uns ab, es entsteht neuer Raum für Gefühle und Inspirationen.
Wir sind jetzt bereit für einen Kampf, ein Spiel oder einen erotischen Stimmungsmix aus diesen scheinbar konträren Komponenten – und bleiben dabei cool und gelassen.

# Gruß

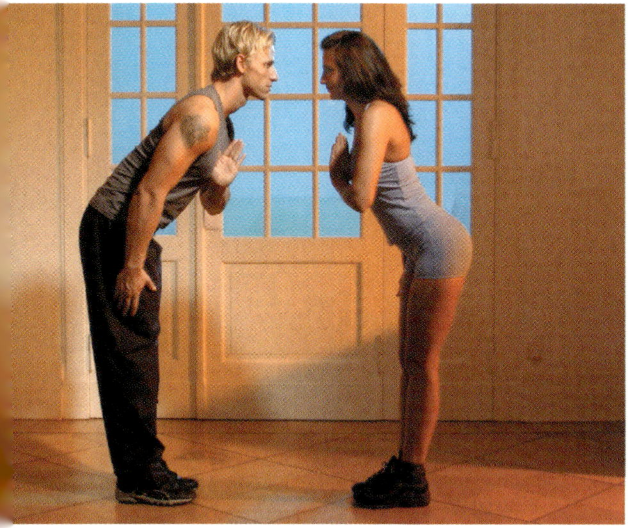



Stehen Sie ruhig und aufrecht.
Die Füße stehen nebeneinander, die Fußinnenseiten berühren sich leicht.
Nehmen Sie nun einige Atemzüge, bis das alltägliche Geschehen von Ihnen abfällt und Sie im ‹Hier und Jetzt› ankommen.
Konzentrieren Sie sich auf Ihr reales bzw. gedachtes Gegenüber, den ‹Feind›.
Erweisen Sie ihm den gebührenden Respekt, indem Sie sich verbeugen:
Heben Sie dazu die linke, gestreckte Hand bis zum Herzen, die Handkante berührt dabei den Körper,
Rumpf und Kopf werden leicht geneigt.

# Präsenz

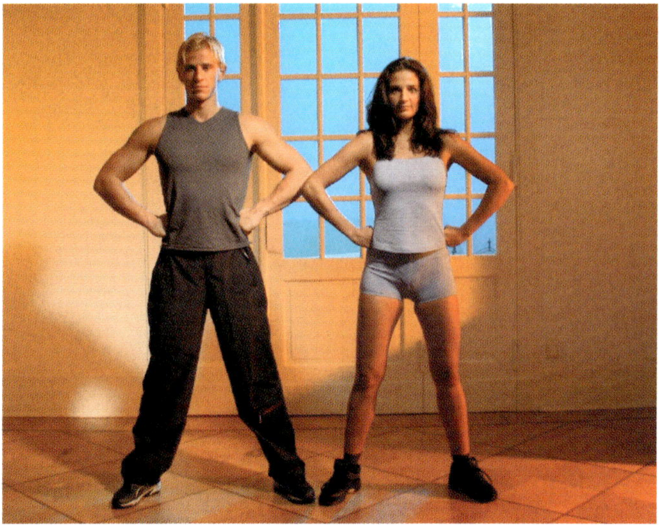



Stehen Sie wieder gerade.
Die Beine werden leicht gespreizt.
Die Füße befinden sich im Abstand von ungefähr 30 cm, die Hände werden energisch in die Hüften gestemmt.
Öffnen Sie sich dem Gefühl, vollkommen präsent zu sein.
Spüren Sie Ihre Existenz und die Lebenskraft, die durch Sie strömt!
Denken und fühlen Sie: «Ich bin!»

Im Haka werden derartige Übungen von lauten Rufen unterstrichen, die regelrechte Daseins-Bezeugungen sind wie z. B. «Ich lebe! Ich lebe!» (Kaora, kaora).

# Energie aufnehmen

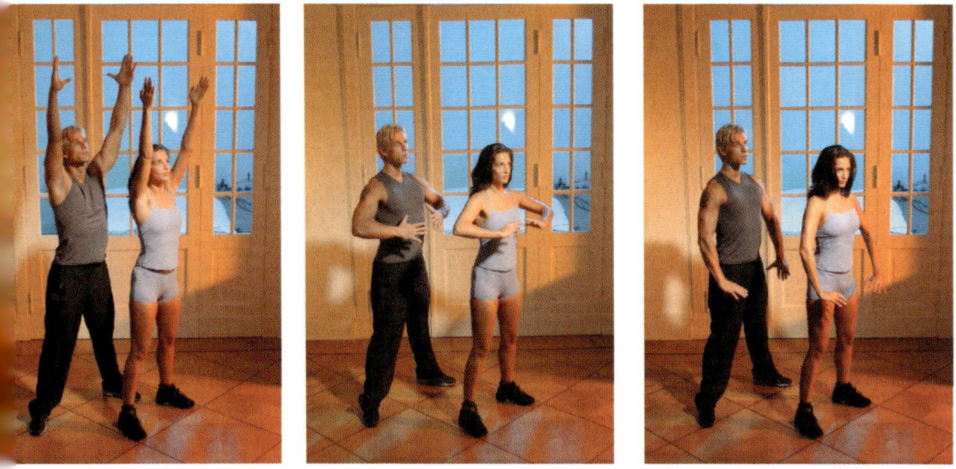



Strecken Sie Ihre Arme nach oben, die Augen folgen der Bewegung, Ihre Fingerspitzen weisen aufwärts.
Nehmen Sie nun symbolisch von dort, aus Himmel und Luft, Kraft auf.
Verharren Sie einen Moment lang in der Position.
Stellen Sie sich jetzt vor, diese Energie langsam und bestimmt zu sich ‹herabzuziehen›.
Die Handflächen weisen dabei nach unten, die Hände werden konzentriert vor dem Körper entlang abwärts geführt.
Begleiten Sie diesen Bewegungsverlauf mit der Vorstellung, dass Sie sich selbst von negativen Energien befreien und diese in die Erde fließen lassen.

Wiederholen Sie die Übung insgesamt dreimal.

## Grenzen ziehen

Im Stand werden nun die Knie bei gespreizter Beinhaltung gebeugt (Grundposition).
Halten Sie die Arme seitlich am Körper und spannen Sie die Armmuskulatur an.

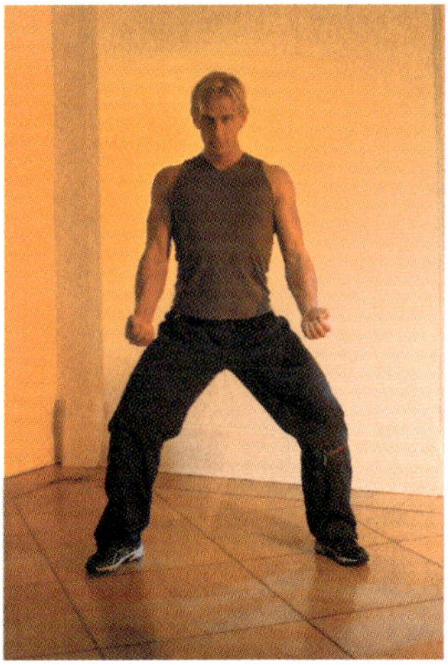
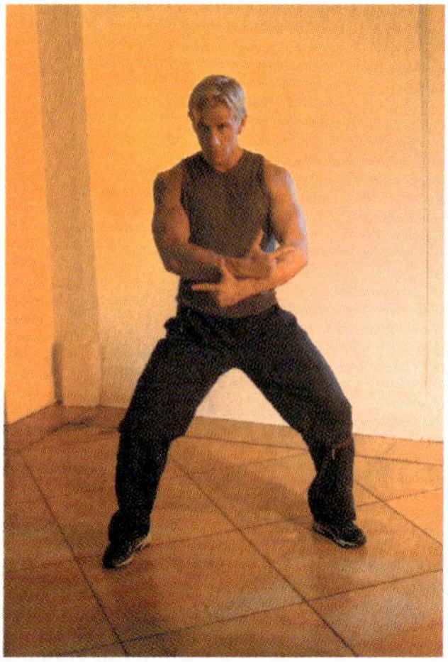
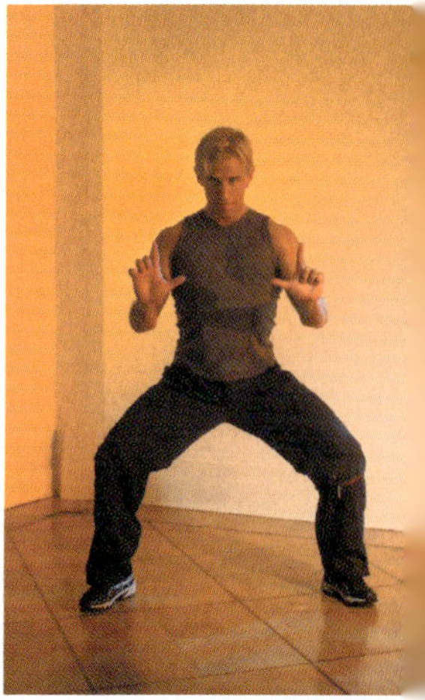



Dabei werden die Hände nach vorne geführt und zu Fäusten geballt.
Sammeln Sie Energie, ohne sich jedoch zu verspannen.
Dann öffnen Sie die Hände und führen die Arme nach vorne.
Kreuzen Sie die Hände vor Ihrem Bauch.
Verharren Sie eine Sekunde in der Pose und konzentrieren Sie sich.
Im Anschluss daran ziehen Sie die Arme wieder langsam und kraftvoll auseinander, bis sie parallel zum Boden schwebend nach vorne weisen.
Nun werden die Zeigefinger nach oben ausgestreckt, den Daumen seitlich abspreizen.
Verweilen Sie einen Moment in der Stellung und stellen Sie sich vor, eine innere Grenze (zum Feind, zur Welt, etc.) zu ziehen.
Wiederholen Sie die Übung dreimal.

# Raum einnehmen

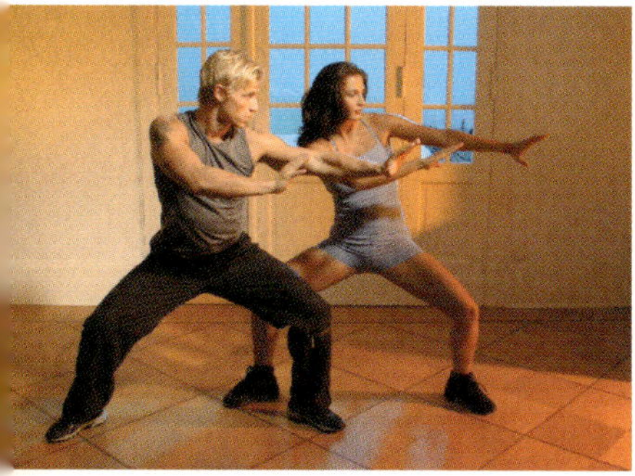

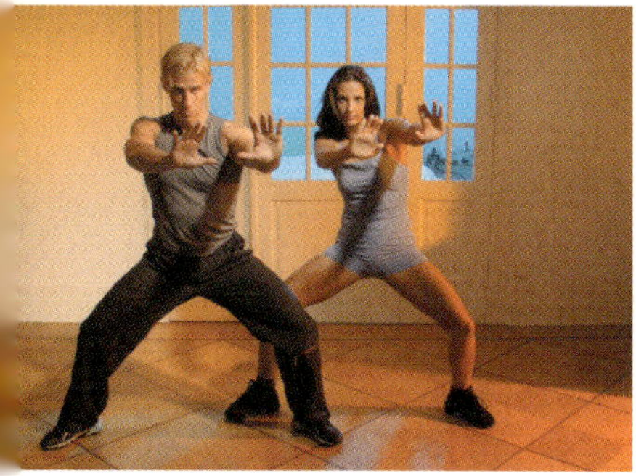

Sie verschaffen sich symbolisch Raum und grenzen sich nach außen ab:
Die Beine werden weit gespreizt, die Knie leicht angewinkelt.
Schwingen Sie die Arme parallel zueinander zur linken Seite hinüber.
Dort angelangt, tappt die linke Fußspitze auf den Boden (auf «1»), bevor der Fuß sanft abrollt.
Die Handflächen sind gespannt und die Handspitzen weisen nach oben.
Die Arme werden nicht über die Schulterzone gehoben.
Nun beschreiben Sie mit einer ruhig ausgeführten, aber dynamischen Bewegung einen Halbkreis, indem Sie die Arme energisch von links nach rechts hinüberziehen.
Verlagern Sie dabei Ihr Gewicht:
Befinden sich die Hände vorne, tappen Sie rechts (auf «2»), bei der Bewegung zur rechten Seite tappt wieder die linke Fußspitze (auf «3»).
Beginnen Sie wieder auf «1», wenn Sie im Anschluss rechts beginnend zur linken Seite zurückschwingen (auf «2» wieder in der Mitte, auf «3» links, usw.)
Bleiben Sie im Takt und betonen Sie die «1» mit einer akzentuierten Bewegung!
Die Augen folgen dem Bewegungsverlauf.
Die Beckenposition bleibt fest, die Hüften zeigen nach vorne.
Verstärken Sie die ausdrucksvolle Bewegung mit Ihren Gedanken und ziehen Sie eine unsichtbare Schutzlinie um Ihren Körper und Ihre Seele.

Wiederholen Sie die Übung dreimal.

# Magische Blätter

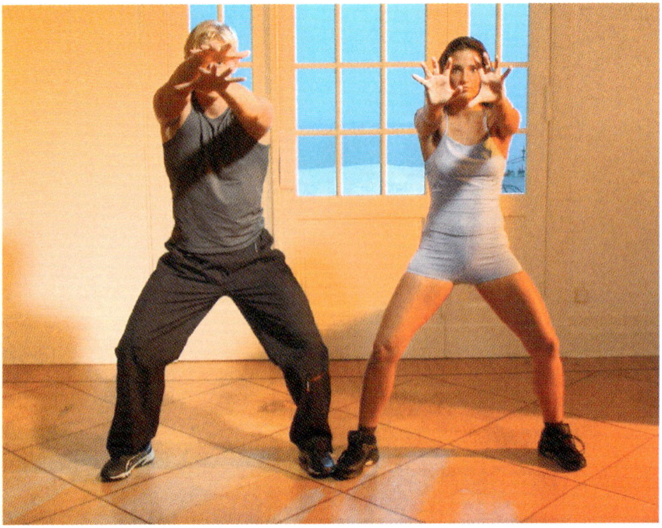



Tappen Sie rhythmisch im Dreivierteltakt weiter.
Strecken Sie die Arme dabei nach vorne.
Lassen Sie Ihre Hände jetzt mit schnellen Bewegungen und gespreizten Finger intensiv vibrieren, als wären sie Blätter, die vom Wind bewegt werden.
Verweilen Sie drei Takteinheiten lang in der Bewegung.
Dann ziehen Sie die Hände kraftvoll bis zur Hüfte zurück.

## Tipp

Im Haka heißen diese Moves auch Kaora (Wach auf!).
Die Bewegungen der Hände wirken imposant
und haben einen ‹magischen Touch›:
Sie können damit Ihren Gegner irritieren,
verzaubern oder abschrecken …
Gleichzeitig lockern Sie Ihre Handmuskulatur.

# SenFi March

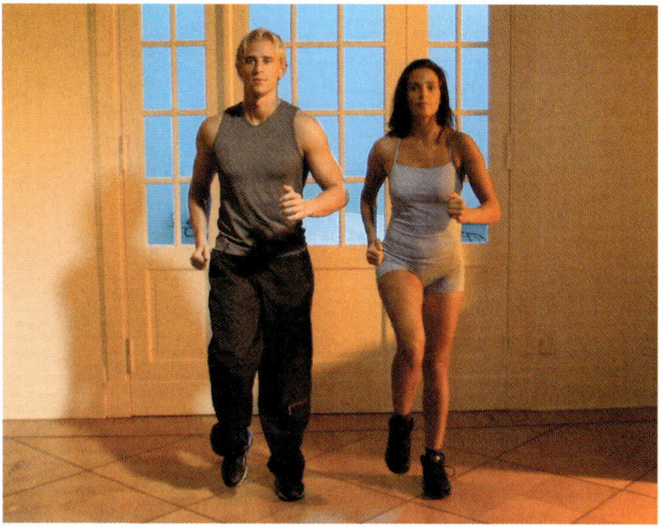



Marschieren Sie kräftig einige Takte lang auf der Stelle, bis Ihr gesamter Körper gut aufgewärmt ist.
Heben Sie dabei die Knie so weit wie möglich an.
Die Arme schwingen locker seitlich am Körper mit.

# SenFi: Non-stop

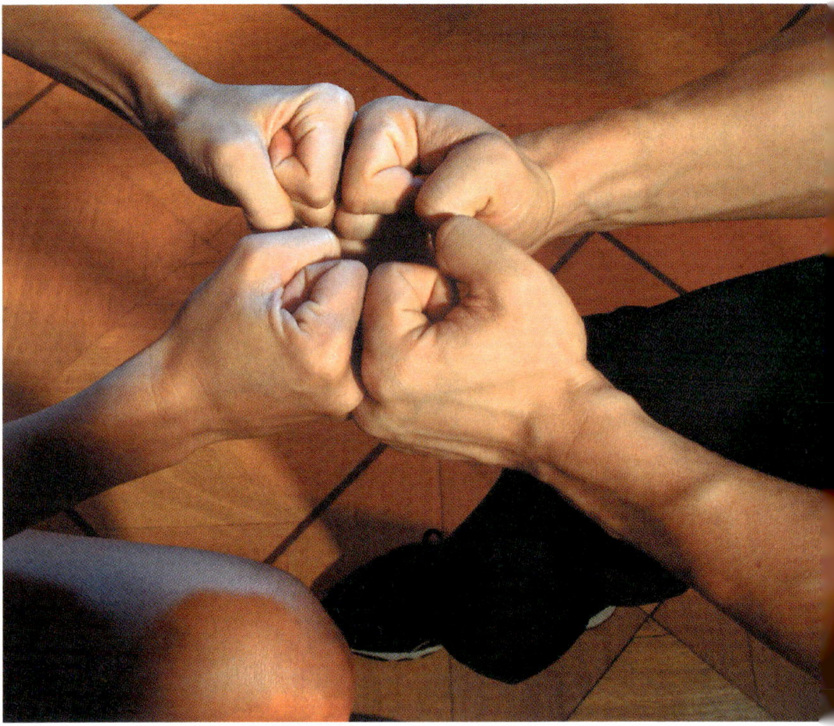



## Wirkung auf Körper, Geist und Seele

Beim Sensual Fighting verschmelzen die einzelnen Elemente aus Haka, Kungfu, Wing Tsun und Qigong und durchdringen sich gegenseitig, sodass sich deren Vorteile ergänzen und positive Effekte verstärkt werden.

Beginnen Sie den Non-stop-Part des Workouts, ein kardioaktives Ausdauer- und Intervalltraining, werden Bein- und Armmuskulatur intensiv durchtrainiert und optimal geformt, aber auch Po und Bauch werden bald straffer, und unsere Nerven und der Rücken erfahren eine wohltuende Kräftigung.

Die physische Flexibilität und das individuelle Rhythmusgefühl werden verbessert, der Kopf kann endlich abschalten und sich von überflüssigen Gedanken befreien …

Aggressionen oder andere negative Emotionen dürfen jetzt unzensiert und ungehindert an die Oberfläche treten und sich in den explosiven Kicks und Punches spielerisch entladen: Stress löst sich, und wir fühlen uns rundum erfrischt und neugeboren.

Gegen gemeine Freunde, Partner und Idioten werden wir wieder toleranter und offen für frische, unbelastete Nähe – oder aber für gelassene Distanz.

Auch aufgestauter Ärger über Kleinigkeiten und frustrierende Banalitäten kann jetzt schnell verfliegen, wir vertreiben wirkungsvoll Beziehungs-Blues und Depressionen sowie Kopfschmerz, Verspannungen und Stimmungstiefs mit den heißen SenFi-Moves und -Rhythmen.

Sensual Fighting non-stop ist ein exzellenter Fatburner, der ungeliebten Pölsterchen zu Leibe rückt und uns wieder fit und schlanker macht. Die inneren Organe und die Haut werden gut durchblutet und mit neuem Sauerstoff und frischer Energie versorgt.



Die beim Workout entwickelte innere Hitze und Schweißbildung wirkt wie eine Detox-Therapie und reinigt Zellen, Poren und Seelenrezeptoren – das Resultat: eine veränderte Einstellung zum Leben, zu uns selbst und zu allen anderen. Gute Laune und Lebensfreude sind überzeugende Qualitäten, auf die wir schon bald nicht mehr verzichten können.

## Tipp

Achten Sie während des gesamten Workouts auf Ihre Körperspannung und betonen Sie den SenFi-Rhythmus und den dazugehörigen Kick oder Punch immer auf «1» wie folgt: **1**-2-3, **1**-2-3, **1**-2-3 usw.

Wichtig ist auch, dass Sie alle Bedenken, Ihre aufkommenden Gefühle auszudrücken, über Bord werfen! Zeigen Sie doch Stärke, Mut und Stolz – trauen Sie sich erst einmal, die gewohnten Konventionen zu durchbrechen, dürfen Sie ruhig richtig ‹Gas geben› und brüllen, schreien oder toben! Rufen Sie z. B. während der Übungen laut «Kaora, kaora!» (oder: «Ich lebe!») und «Kamate, kamate!» (oder: «Ich sterbe»

– was hier bedeutet, ‹wieder geboren› zu sein), während Sie mit den Händen auf Ihre Oberschenkel schlagen …

Legen Sie zwischen den aktiven Sequenzen ruhige, meditative Kata ein (Energie aufnehmen, Energie sammeln usw.), wenn Ihnen das Workout zu anstrengend oder intensiv wird.

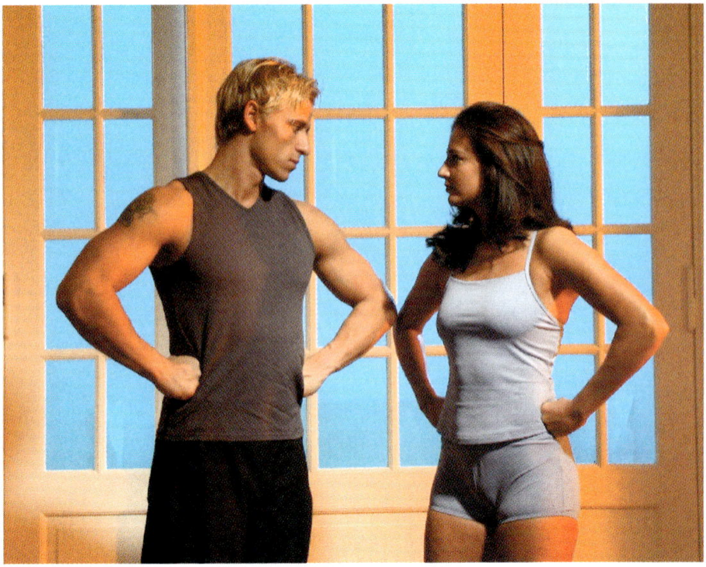



Beginnen Sie SenFi non-stop wieder mit Präsenz: «Ich bin» heißt das Zauberwort! Sind Sie zu zweit, können Sie sich in kämpferischer Stimmung einander zuwenden und angriffslustig in die Augen schauen …

Die Hände werden seitlich in die Hüften gestemmt.

Ihre Haltung ist aufrecht und der gesamte Körper gespannt.

Ihr Selbstausdruck ist offen und selbstbewusst.

# SenFi Squat
# Block vorne

Begeben Sie sich nun aus dem Stand in eine tiefe Squat-Position oder Hocke:
Die Beine werden weit gespreizt, die Knie angewinkelt.
Die Füße liegen auf dem Boden auf.
Beginnen Sie mit dem rhythmischen Tappen.
Der linke Fuß beginnt (1).

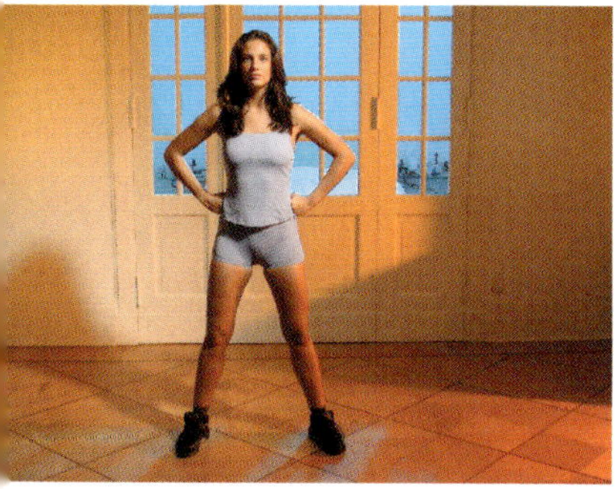

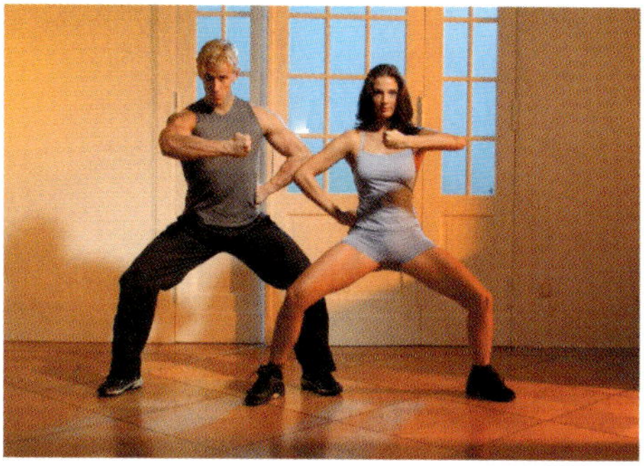



Die linke Hand bleibt an der Hüfte.
Der rechte Arm wird bis auf Schulterhöhe angehoben (2), die rechte Fußspitze tappt auf den Boden.
Der Arm wird zügig im rechten Winkel gebeugt (3), bis er sich parallel zum Boden befindet.
Tapp, links.
Die Hand formt dabei vorne auf Brusthöhe eine schlagkräftige Faust.
Nun wird der Bewegungsablauf zur anderen Scite ausgeführt.
Bleiben Sie im Rhythmus und wiederholen Sie die Moves dreimal.

Im Haka bedeutet die Position, Energie aus der Erde in den Körper hineinzuziehen:
«Teneite tangata puhuru huru.»

# SenFi Squat, vorne – hinten

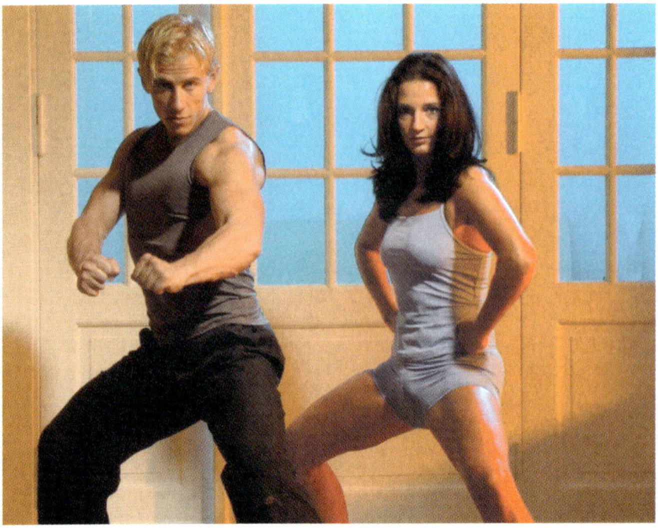



Die Squatposition nun nach vorne ausführen:
Der linke Fuß tappt dabei schräg vorwärts (1), der hintere Fuß verbleibt flach auf dem Boden.
Anschließend tappt der rechte Fuß hinten auf (2), dann wird wieder die vordere Fußspitze aktiviert (3).
Beim nächsten Akzent auf «1» beginnt der Fuß rechts hinten – betont und deutlich vom letzten Takt abgehoben – den Bewegungsablauf von neuem.
Die Hände bleiben in die Hüften gestemmt.

Insgesamt dreimal wiederholen.

Anschließend werden die Sequenzen wiederholt und diesmal die Fäuste zur Abwehr vor dem Solarplexus («Sonnengeflecht», ungefähr mittig auf Magenhöhe) positioniert.

# SenFi Squat, vorne – hinten
# Block oben
# Punch unten

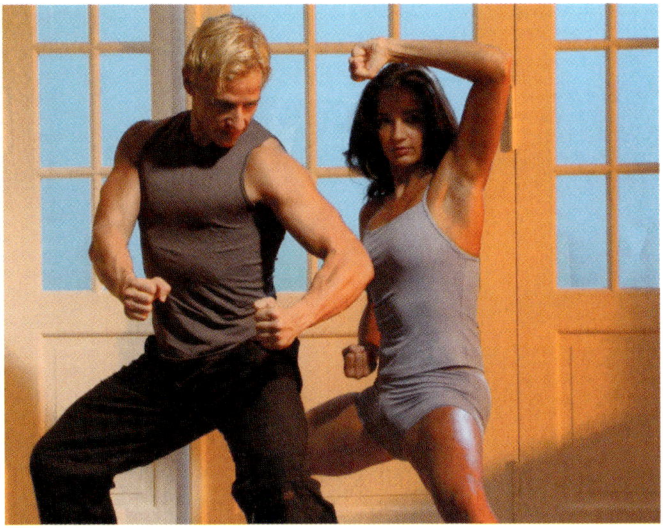



Bleiben Sie wie bisher im SenFi-Rhythmus (1, 2, 3).
Blocken Sie nun mit dem linken Arm oben, indem Sie ihn angewinkelt oberhalb des Kopfes nach vorne heben (linker Fuß tappt auf «1»).
Die linke Hand wird dabei fest zur Faust zusammengeballt und erhöht dadurch die Muskelspannung und Widerstandskraft des Armes (rechts, 2).
Die rechte Hand formt schlagbereit seitlich der Hüfte eine Faust (links, 3).
Anschließend wechseln Sie wieder die Seiten, der rechte Arm und Fuß beginnt (1) usw.

Wiederholen Sie die gesamte Sequenz insgesamt dreimal.

## Partner-Variante:

Trainieren Sie mit einem Partner, kann einer von beiden die Übung im gleichen Schrittmuster und Rhythmus, aber mit einer anderen Oberarmtechnik begleiten: Der seitlich stehende Partner führt mit dem Ellenbogen gezielte Rückwärtsstöße in Richtung Bauchregion aus (dabei aber nicht den Körper des anderen berühren).

# SenFi Squat
# Block vorne
# Stoß nach unten

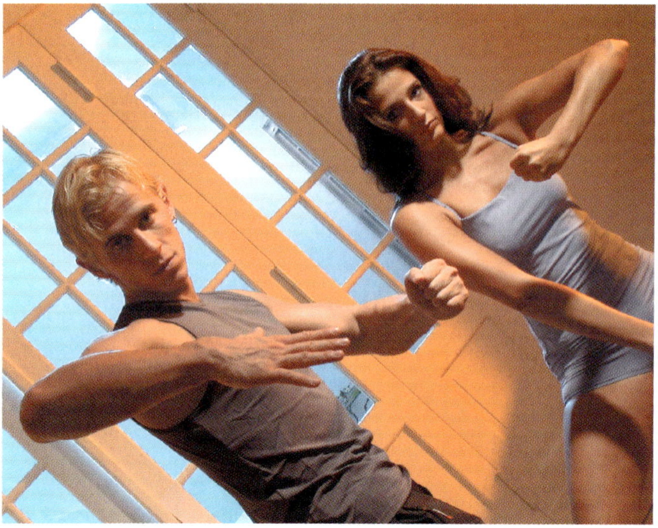



Das Rhythmusmuster wird ununterbrochen fortgesetzt.
Dabei wieder die normale seitliche Hock- bzw. Squatposition einnehmen.
Den Arm heben und anwinkeln.
Die linke Faust vor der Brust schließen und anspannen.
Der rechte Arm wird angewinkelt und hochgezogen.
Die Hand stößt mit angespannten, ausgestreckten Fingern tief nach unten.
Die Seite wechseln.

Die Übungssequenz dreimal wiederholen.

# SenFi Squat
# Block zur Seite

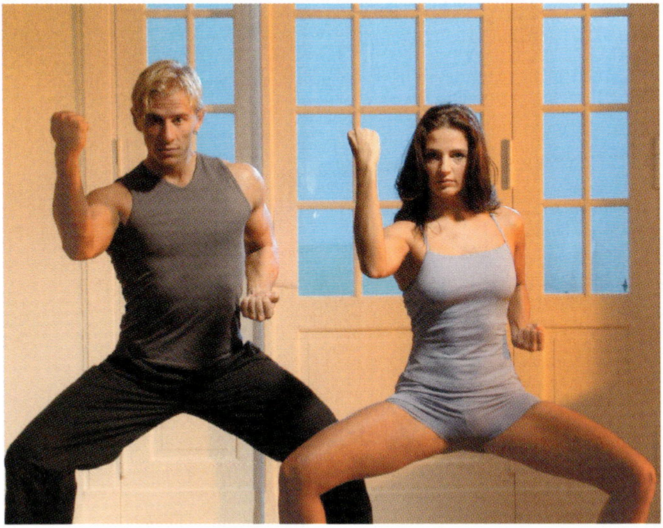



Im Squat und gewohnten Rhythmus bleiben.
Den linken Arm angewinkelt nach hinten ziehen, bis sich die geschlossene Faust auf Hüfthöhe befindet.
Den anderen Arm im rechten Winkel beugen, die Faust bis auf Kopfhöhe anheben, sodass der Arm die Seite schützt (Block).
Dann die Seite wechseln und die Übung noch einmal ausführen.

Die Sequenz insgesamt dreimal wiederholen.

# SenFi Squat vorne
# Block oben
# Punch

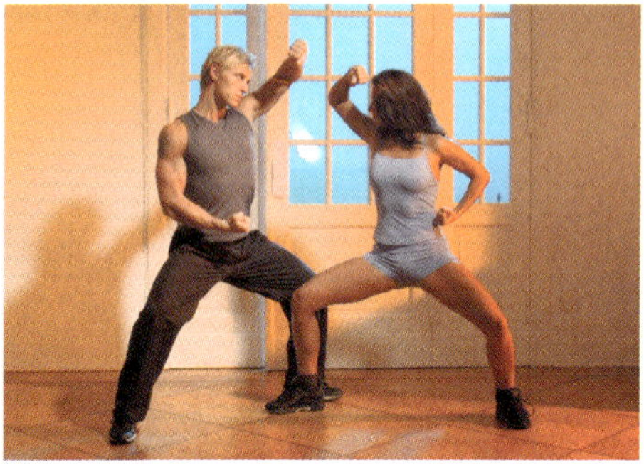
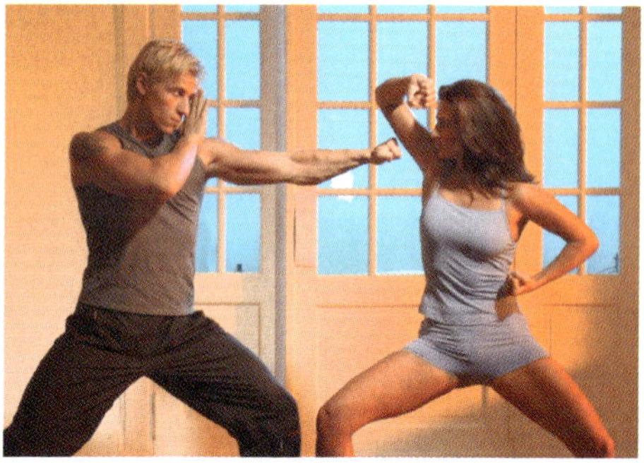



Den Rhythmus ständig beibehalten und die Oberkörperbewegungen wie gewohnt im Dreivierteltakt (1, 2, 3) mit den entsprechenden Squatschritten begleiten.
Nun in die Hocke nach vorne schreiten, den rechten Arm angewinkelt oben vor der Stirn positionieren.
Die Hand dabei zur Faust schließen.
Die andere Faust ist bis auf Hüfthöhe zurückgezogen.
Dann die rechte Faust öffnen, die Hand ausstrecken und schützend seitlich vors Gesicht ziehen.
Mit der anderen Faust zum Punch ausholen, sie geradeaus nach vorne schnellen lassen.
Den Arm dabei leicht gebeugt halten (nicht durchdrücken!).
Die Bewegung jetzt gezielt zurücknehmen.
Den Übungssatz zur anderen Seite ausführen.

Die Sequenz nun wieder dreimal wiederholen.

## Partner-Variante:

Beginnen wie oben:
Squatposition vorne.
Block mit geschlossener Faust oben vorm Gesicht.
Die Sequenz abwechselnd ausführen, dabei den blockierenden Arm zur Verteidigung immer wieder nach unten ziehen, wenn der Partner seinen Punch in Richtung Bauch ‹platziert›.
Zielt die gegnerische Faust jedoch unerwartet auf den Kopf,

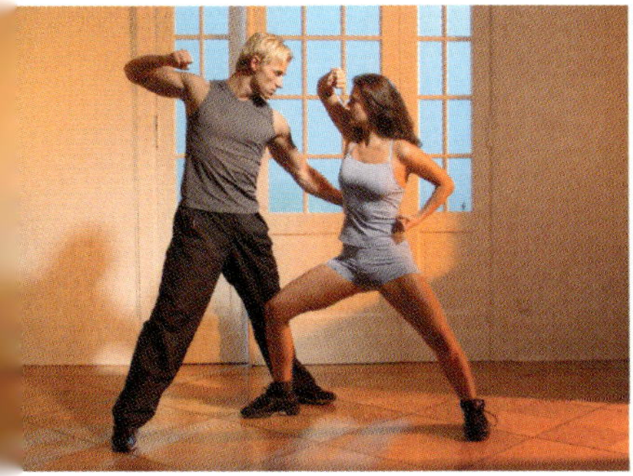

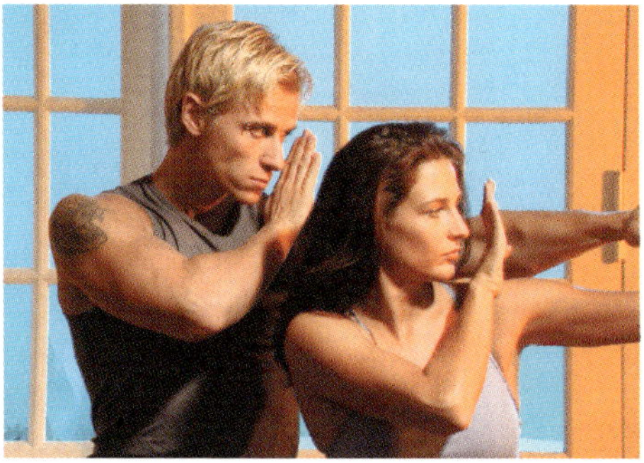



## Tipp:

Schläge, Kicks und Tritte treffen beim SenFi niemals den ‹Gegner› – dies ist dem wirklich harten Kampfsport vorbehalten. Hier ist es hingegen eine Kunst, die Energie lediglich symbolisch gegen den anderen zu richten und sich abzureagieren, ohne sein Gegenüber zu verletzen. Wer aber gerne einmal wirklich zuschlagen möchte, sollte sich in ein Box- oder Fitnessstudio begeben, wo mit schweren Punching-Bags trainiert wird.

die Hand in Verteidigungspose seitlich vorm Gesicht platzieren!
Dabei gleichzeitig die andere Faust zum Angriff nach vorne schnellen lassen.

Der Partner bezieht anfangs die gleiche Stellung wie sein Gegenüber (Block oben, die andere Faust auf Hüfthöhe).
Dann schwingt er die untere Faust kraftvoll nach hinten, um zum Punch anzusetzen.
Sobald die Faust nach vorne schnellt, aktiviert der Gegner seinen Block, indem er – wie oben beschrieben – den Oberarm zur Verteidigung nach unten zieht und den Schlag abwehrt oder – alternativ – sein Gesicht schützt.
Der Gegner greift mit einem Punch an.

# SenFi Squat
# Punch vorne

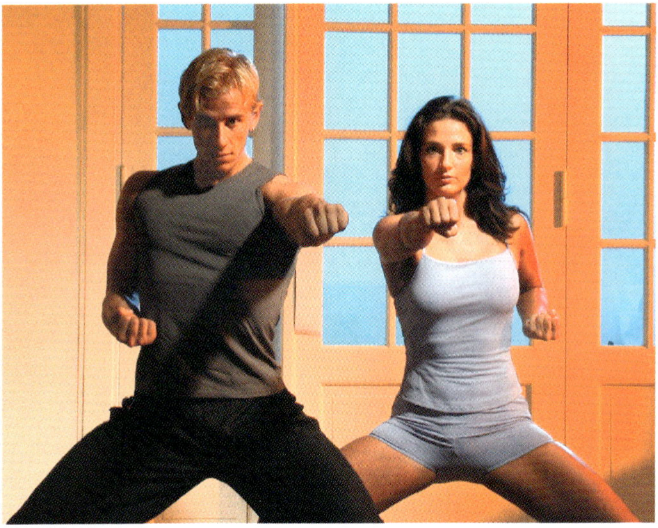



Den SenFi-Squat einnehmen.
Wieder kontinuierlich im Rhythmus bleiben.
Nun die linke Faust auf Hüfthöhe zurückziehen und anspannen.
Die rechte Faust schnellt gerade und gezielt nach vorne.
Die Arme bleiben leicht angewinkelt!
Dann auf «1» wieder wechseln und die andere Seite trainieren:
Dabei dynamisch die gestreckte Faust zurückziehen und die andere vorschnellen lassen!

Die Sequenzen dreimal wiederholen.

# SenFi Kick

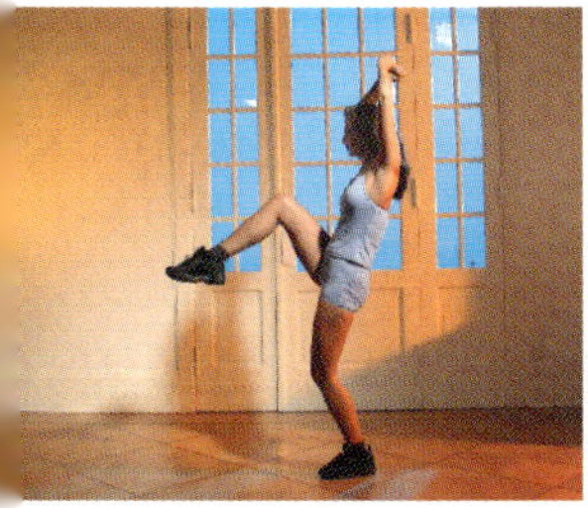

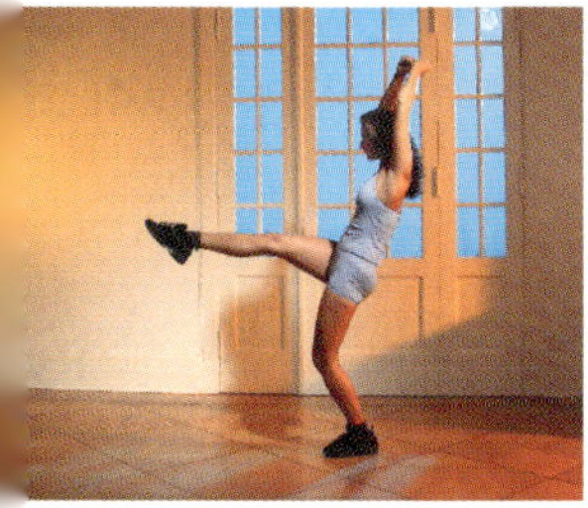

2 Takte lang auf der Stelle marschieren (1, 2, 3; 1, 2, 3).
Den Rhythmus beibehalten und die dazugehörigen Stepps bzw. Schritte ausführen.
Dann die Arme heben und die Hände gestreckt über dem Kopf zusammenführen (1).
Das rechte Knie beim Einatmen anwinkeln (2).
Ausatmen und das Bein mit ausgestreckter Fußspitze nach vorne kicken (3).
Die Position lösen und weitermarschieren (1, 2, 3).



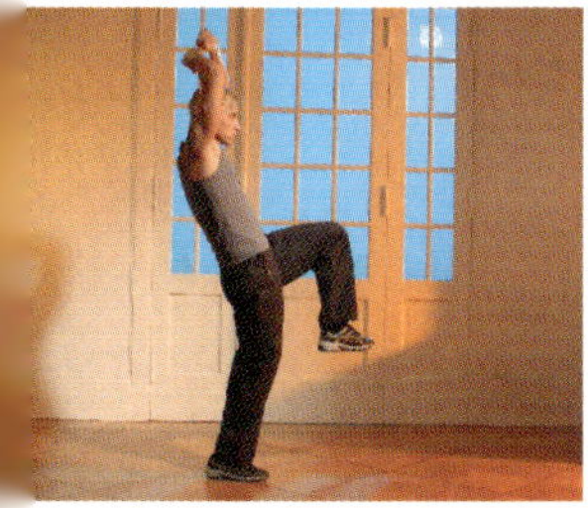

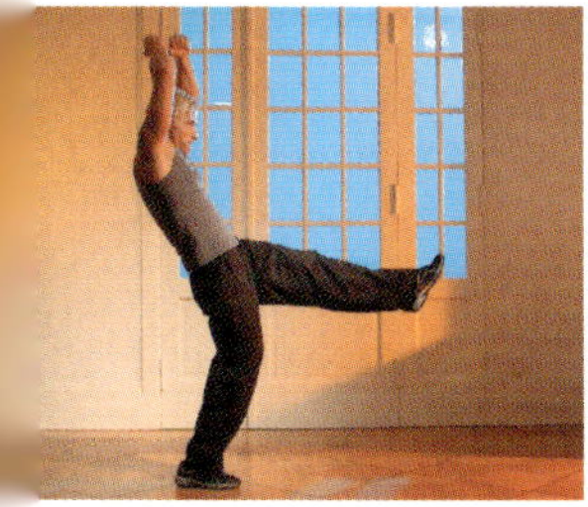

Dann das linke Bein anwinkeln und die Übung zur anderen Seite wiederholen.
Wieder 2 Takte lang marschieren.

Die gesamte Übungssequenz dreimal wiederholen.

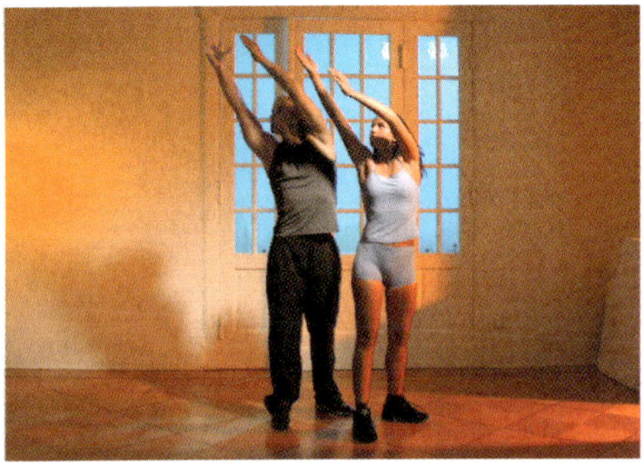

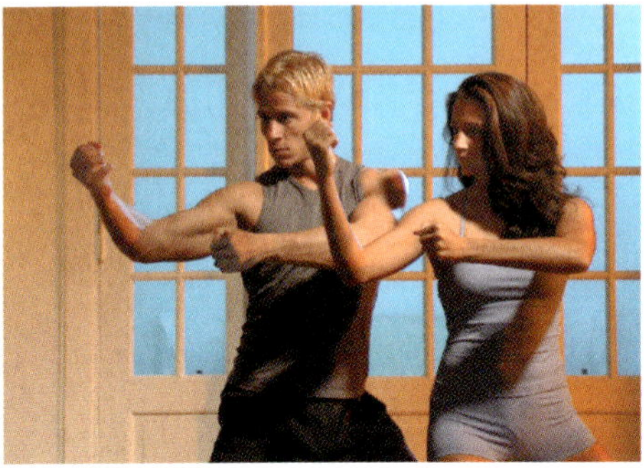

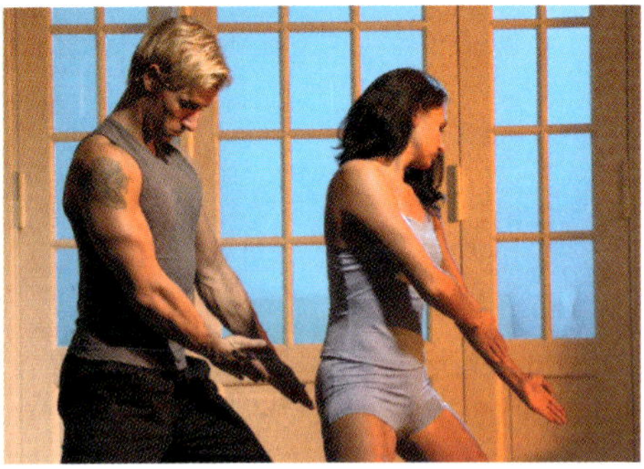

‹Energie vom Himmel holen›:

Wieder den Rhythmus halten. Einen Takt lang marschieren (1, 2, 3).

Dann die Arme parallel zueinander mit energischem Schwung seitlich nach oben rechts führen (1), die Hände sind gestreckt und erwartungsvoll gespannt.

Positive Energie ‹aus dem Kosmos› empfangen und sie kräftig zu sich herunter auf die Erde ziehen (2).

Dabei die Fäuste schließen.

Die positive Energie visualisieren und sie kraftvoll in den Boden ‹säen› bzw. einfließen lassen:

Der Rumpf wird sanft nach links gebeugt, der Rücken bleibt gerade, die Augen folgen den Handbewegungen.

Die Arme parallel zueinander zur linken Seite nach unten ziehen, die Handspitzen strecken.

Das Ritual konzentriert und hingebungsvoll ausführen.

# SenFi Sun

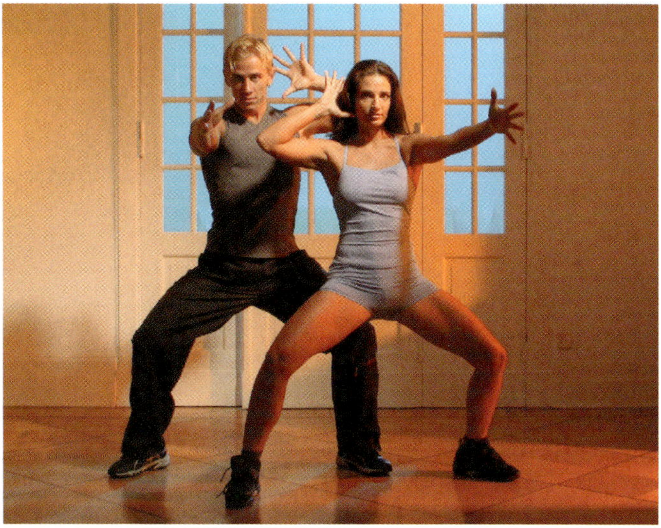



## Tipp

Die Übung heißt im originalen Haka-Ritual «Nanei i tiki whaka whiti te ra», was so viel bedeutet wie «Energie einsammeln» bzw. «wie die Sonne scheinen». Die Hände sollen sich auch hier wie Blätter im Wind bewegen.
Wenn Sie Gefühl in die Übung legen und fest auf deren Botschaft vertrauen, können Sie tatsächlich von den Händen ausstrahlend eine Energie-Aura wahrnehmen. Auch im klassischen Qigong sind derartige Energieübungen üblich und verfeinern die Selbstwahrnehmung des Lernenden und dessen Gefühl für seinen Körper.

Wieder im Rhythmus einen Takt lang squatten.
Dann die linke Hand mit gespreizten Fingern nach vorne ausstrecken (1).
Die rechte Hand wird auf Ohrhöhe neben den Kopf geführt (2).
Die Finger sind ebenfalls gespreizt und gespannt (3).
Die Spannung halten und einen Takt lang die Hände ausdrucksstark vibrieren lassen (1, 2, 3).
Dabei frische Energie in den Handflächen ‹einsammeln›.
Die Position lösen (1, 2, 3), die Übung dann zur anderen Seite ausführen.

Die Sequenz dreimal wiederholen.

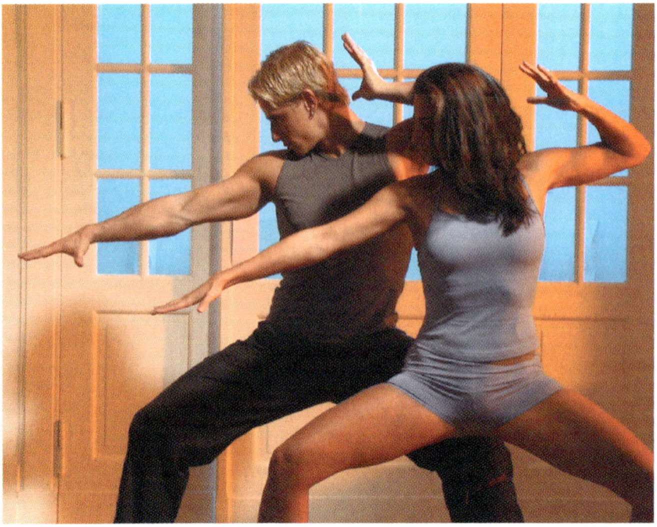



Im Rhythmus und Squat bleiben.

Den linken Arm angewinkelt nach hinten ziehen, die gestreckte, weit geöffnete Hand weist dabei schräg auf den Hinterkopf.

Der Kopf wird weit nach rechts gedreht, der rechte Arm gestreckt.

Der Blick ruht auf der Hand, deren Fingerspitzen der Armlinie folgend schräg zum Boden weisen.

Die Hände wieder eindrucksvoll einen Takt lang vibrieren lassen.

Dann die Seite wechseln und die Übung nochmals ausführen.

Die gesamte Sequenz dreimal wiederholen.

Im Haka bedeutet diese Bewegungszeremonie «Ahupane kaupane whiti te ra» oder «von Energie umgeben sein».

# SenFi Stic, vorne

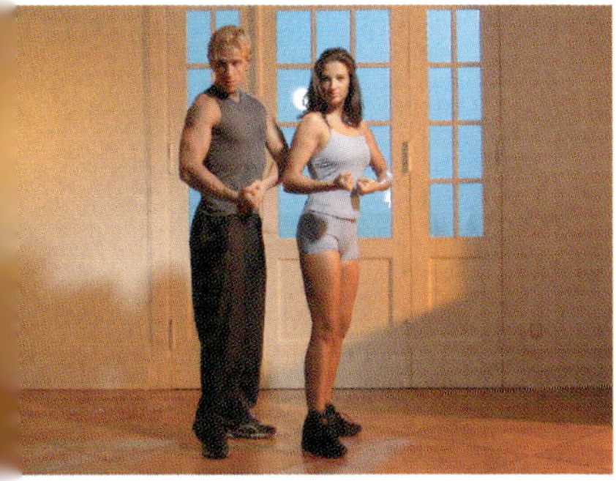

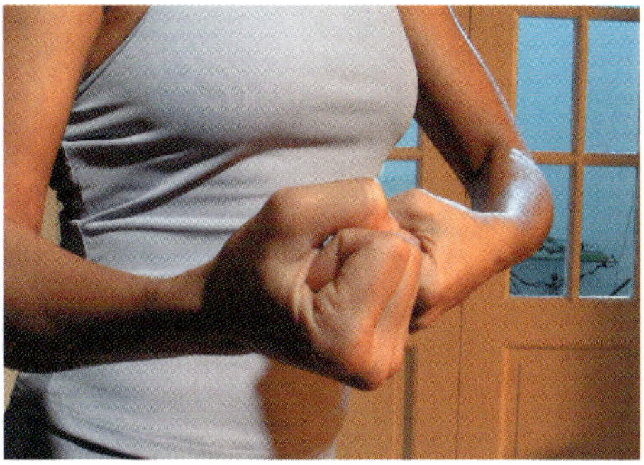



Im bekannten Rhythmus einen Takt lang weitermarschieren. Dann den rechten Fuß etwas vorstellen wie bei einem kleinen Squatschritt.

Die Hände vor die Körpermitte ziehen und sie dort einen ‹fiktiven Stic› (einen gedachten Stock oder Stab) umfassen lassen (1).

Dann kraftvoll den Stic nach vorne stoßen (2).

Die Bewegung im Anschluss wieder energisch zurücknehmen (3).

Einen Takt lang marschieren.

Die Handposition dabei jedoch beibehalten.

# SenFi Stic, hinten

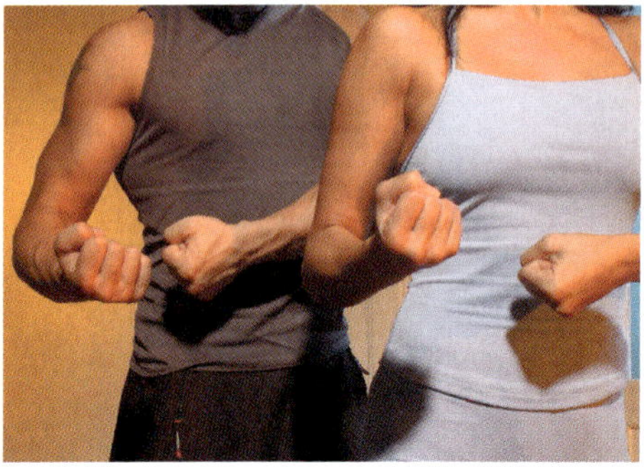

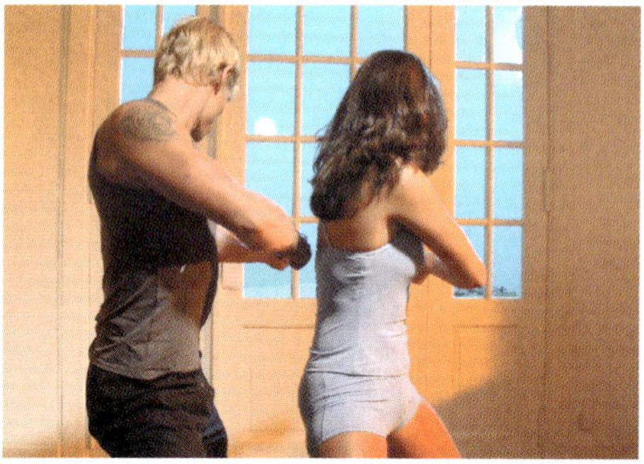



Im Rhythmus bleiben.

Nun den fiktiven Stic schwungvoll von vorne nach hinten und zum Boden stoßen.

Dabei einen kleinen Squatschritt machen.

Den Kopf ebenfalls rückwärts drehen und den Blick in Stoßrichtung schweifen lassen.

Dann die Bewegung wieder zurücknehmen.

# SenFi Stic, seitwärts

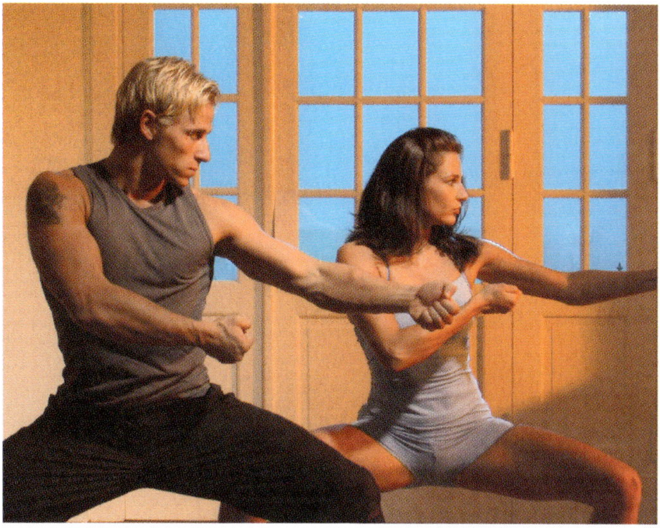



Der gleiche Bewegungsablauf wird nun zur linken, dann zur rechten Seite hin wiederholt.
Dabei auf die Einhaltung eines gleichmäßigen Rhythmus achten und sämtliche Bewegungen akzentuiert und ausdrucksvoll ausführen.
Die Körperspannung halten und regelmäßig atmen.

Im Anschluss werden alle Sequenzen – Stic vorne, hinten, seitwärts rechts und links – dreimal wiederholt.

# SenFi Block

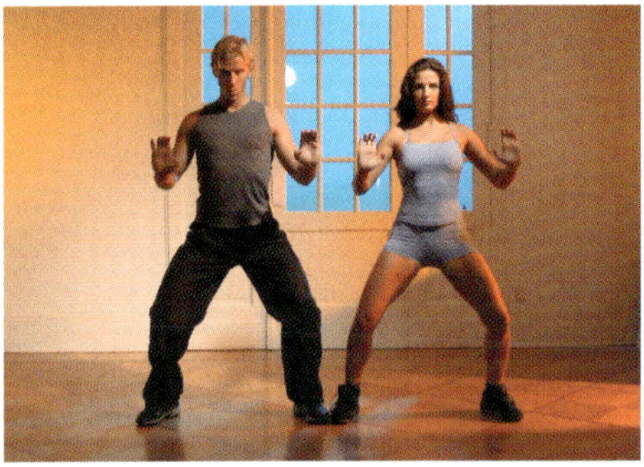

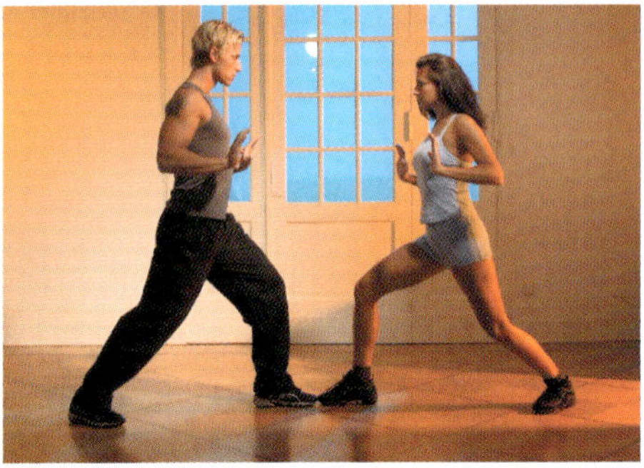



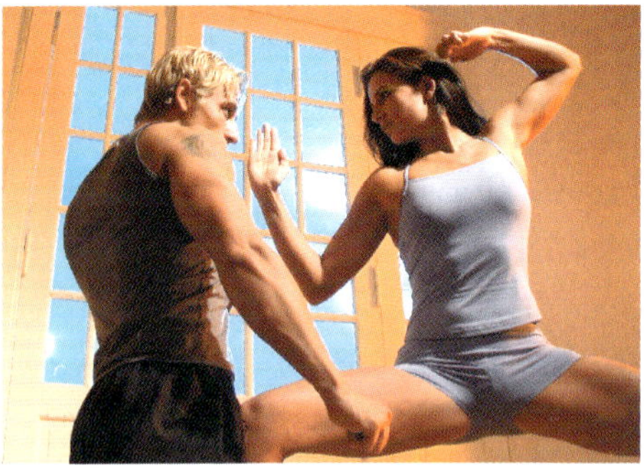

Nun folgt eine Bewegungsfolge, die zum Ziel hat, negative Energie abzuwehren.

Wie gewohnt im Rhythmus bleiben und dabei den Squat vollziehen.

Die Arme seitlich nah am Körper anwinkeln, die Hände in Abwehrpose nach vorne halten.

Die Handspitzen weisen locker nach oben, die Hände sind weich geöffnet und locker (1).

Nun mit dem gesamten Körper zur rechten Seite schwingen, die Füße verbleiben auf der gleichen Stelle, drehen jedoch seitlich mit (2).

Dann die Arme kräftig nach vorne drücken, das Gewicht ebenfalls vorwärts verlagern, das hintere Bein leicht strecken und dabei den Fuß mitwippen lassen.

Nun die gestreckten Arme energisch zurücknehmen, die Position lösen bzw. sich zur Mitte zurückbewegen.

Dann die Übung zur anderen Seite ausführen.

Insgesamt alles dreimal wiederholen.

In Stimmung bleiben und die Abwehr innerlich nachvollziehen und ‹fühlen›!

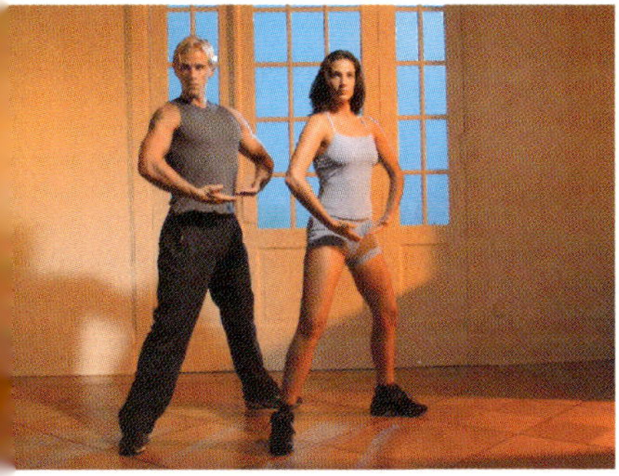

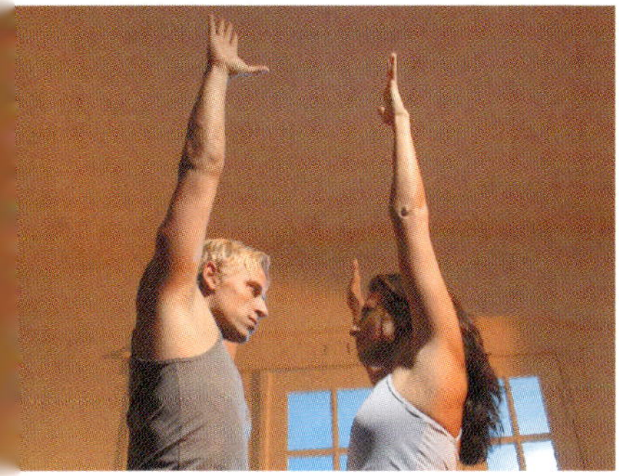

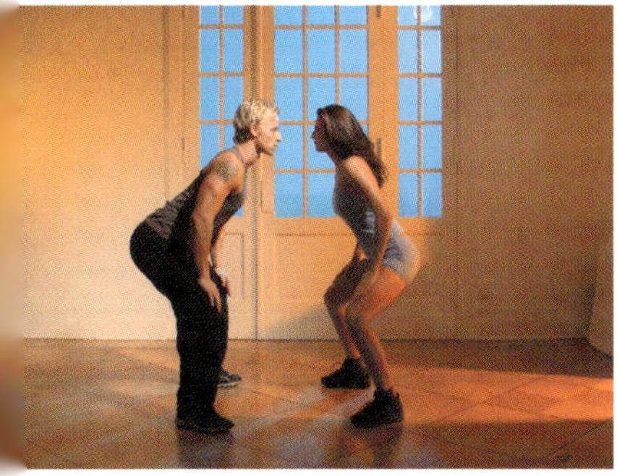

Nun ruhig und konzentriert eine nach vorne gerichtete Squatposition einnehmen.

Im vertrauten Rhythmus bleiben, aber alle Schritte immer leiser werdend ausführen.

Die Hände dabei von Beckenhöhe aus langsam nach oben ziehen, sich dabei drei Takte Zeit lassen.

Die Handflächen weisen nach oben, die Finger werden angespannt.

Nun die Arme ganz hoch strecken, die Fingerspitzen zeigen aufwärts zum Himmel.

Dort wird neue Energie getankt …

Mit einer plötzlichen Bewegung die Hände äußerst dynamisch nach unten ziehen und kraftvoll auf die Oberschenkel schlagen.



Dann den Bewegungsverlauf dreimal wiederholen.

Im Haka gilt «Kamate, kamate» oder: «Ich sterbe» bzw. «Ich schlafe» als eines der kraftvollsten Rituale überhaupt. Wie weiter oben beschrieben, wurde das Kamate von einem berühmten Maori-Krieger entwickelt, während er vor seinen Feinden floh. In seiner Angst ist ihm ein Todes- und Wiedergeburtserlebnis widerfahren, das er in eine bewegende Tanzzeremonie umsetzte.

# SenFi Prepare

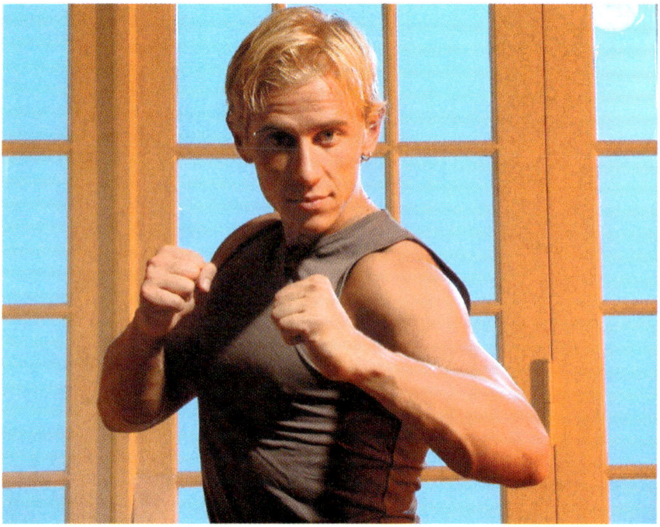



Zur Vorbereitung und Ausführung von Faustschlägen bleiben wir im nach vorne gerichteten SenFi Squat.
Der Rhythmus und die darauf abgestimmte Beinarbeit bleiben unverändert.
Mit dem linken Fuß nach vorne schreiten, die rechte Hand nach hinten ziehen und zur Faust ballen, die vordere Hand und den Arm nach vorne strecken.
Dann konzentriert die Bewegung zurückziehen.
Die Bewegungsfolge zur anderen Seite ausführen.
Insgesamt dreimal wiederholen.

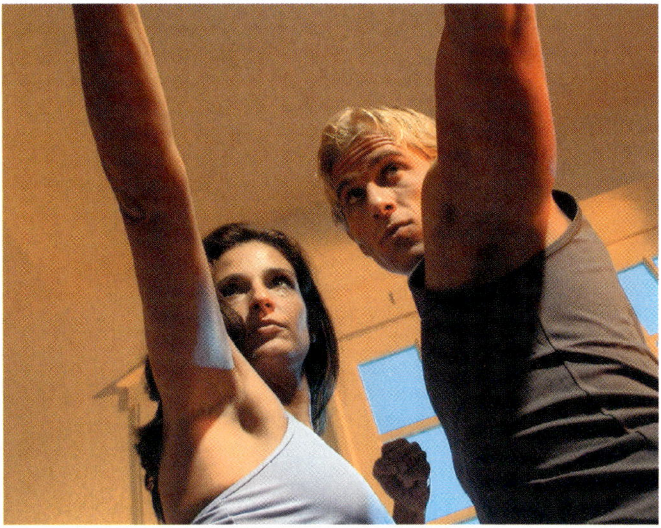



Dann die Angriffshaltung einnehmen, leicht squatten und dabei im Rhythmus bleiben:
Die Arme vor der Brust anwinkeln, die Hände zu Fäusten zusammenballen.
Der anschließende Punch (rechts schlägt zuerst) kommt kräftig und konzentriert aus der eigenen Mitte und fliegt gerade nach vorne auf die Brust des Gegners.
Die Arme bleiben leicht gebeugt.
Die Faust wird sofort energisch zurückgezogen.
Dann die Seite wechseln und den Punch links ausführen.
Anschließend die Übungssequenz dreimal wiederholen.

## SenFi Block-Attack-Kombinationen

Den Rhythmus aufrechterhalten.

Stöße oder Punches können erfolgreich abgewehrt werden, indem wir die Block-Techniken (s. weiter oben) aktivieren: Ein Arm liegt dabei schützend vorm Gesicht mit zur Faust geballter Hand.

Die andere Faust wird auf Hüfthöhe zurückgezogen.

Sobald die Faust des Gegenübers nach vorne schnellt, wird der obere Arm heruntergeführt, um den Schlag zu blockieren.

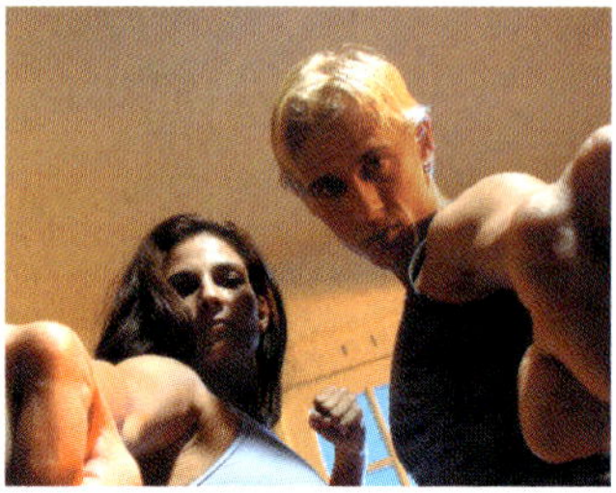

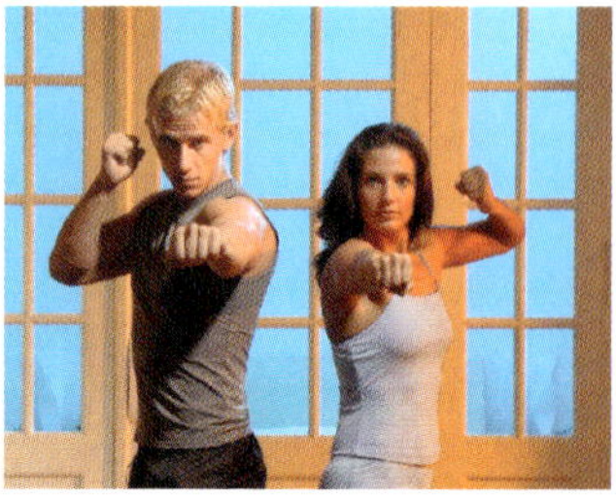



Die Energierichtung wird abgelenkt und der Punch verpufft im Leeren.

Die hintere Faust kann währenddessen nach vorne stoßen und den Gegner effektiv attackieren.

## Tipp

Spielen Sie damit, Attacken zuzulassen, ohne sich zu wehren.
Was passiert jetzt? Nützt Ihr Gegenüber die Situation aus oder wird er vorsichtiger und weniger aggressiv? Tauschen Sie die Rollen und erleben Sie gemeinsam spannende und vielleicht neue Gefühle: Macht, Dominanz, Hingabe, Ausgeliefertsein – was bewirken die Erfahrungen in Ihnen und in Ihrem Partner? Tauschen Sie sich später darüber aus – oder leben Sie Ihre Lust oder Unlust direkt und ohne große Worte aus!

Block-Attack-Kombinationen machen uns unverwundbar:
– Dabei immer im Rhythmus und leichten Squat bleiben –
Kommt der Schlag des Gegners von der Seite, nützt uns eine ausweichende Körperdrehung mit parallel zum Boden hochgezogenem Arm plus angespannter Faust.
Die hintere Faust kann nach erfolgter Abwehr gezielt nach vorne schnellen und den Gegner treffen.

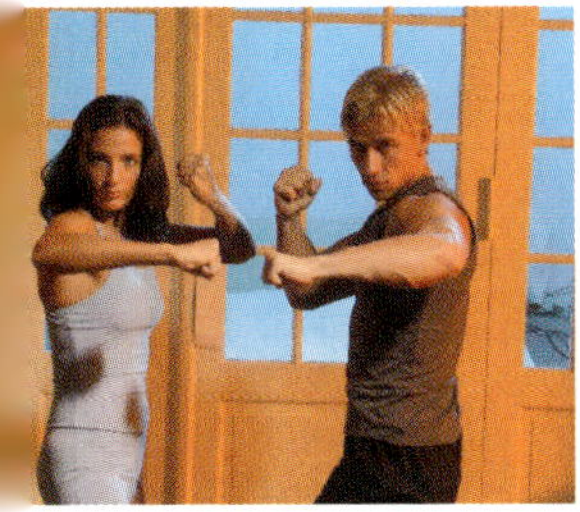

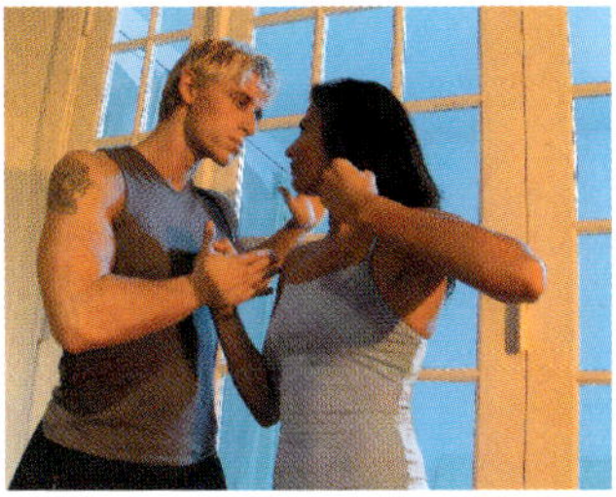

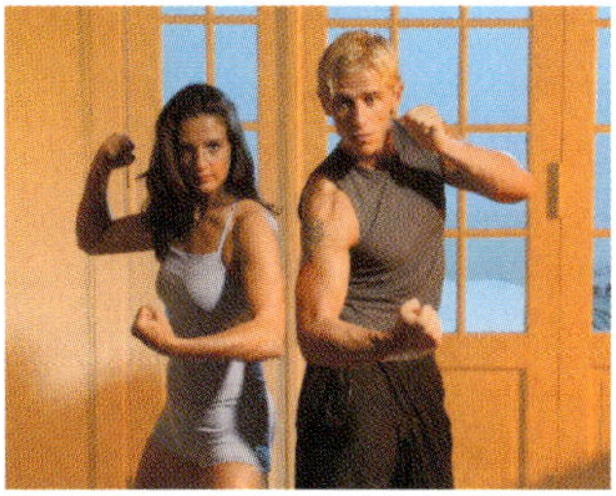



Steht unser Gegner dicht an unserem Körper, empfiehlt es sich, einen Haken von unten anzusetzen:
Dabei Blickkontakt halten und die hintere Faust heben.
Jetzt die Faust der anderen Hand kräftig von unten hochschwingen.

## SenFi Snake

Immer im Dreivierteltakt bleiben.

Wir können unseren Gegner oder ungeliebten Feind mit ihr regelrecht hypnotisieren:

Die Kungfu-Kralle bzw. die Schlangenkopf- oder Kobra-Technik ahmt das Verhalten des Tieres deutlich nach.

Die Finger werden rechtsseitig so angewinkelt, dass die mittleren Knöchel nach vorne in Stoßrichtung weisen.

Die linke Hand wird auf Hüfthöhe zur Faust geballt.

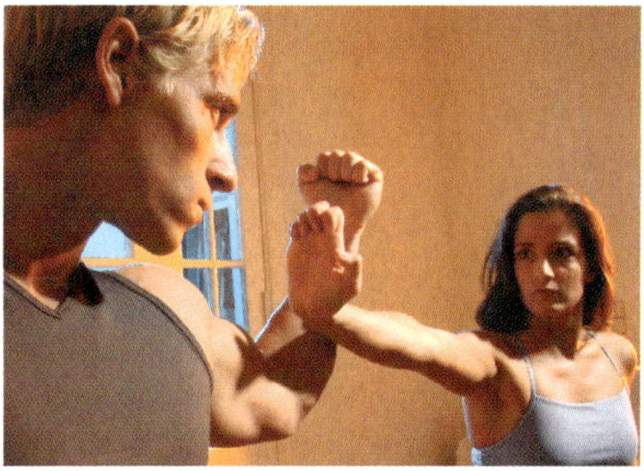

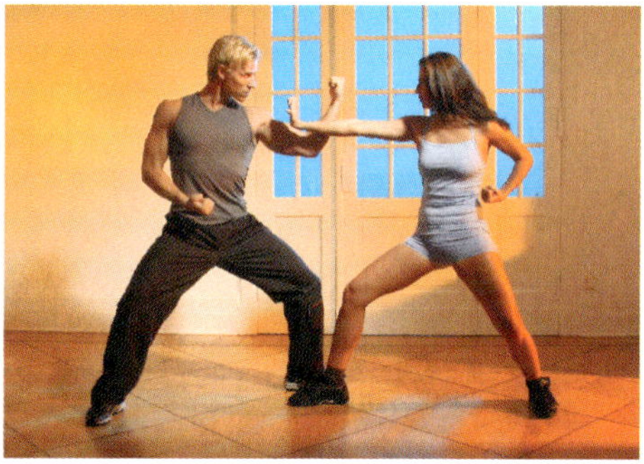



Rechte Hand und Unterarm sind zunächst ausgestreckt.

Im Moment des Angriffs wird der Arm jedoch schnell angewinkelt, die Hand stößt blitzartig, wie eine Kobra, zu.

Dann die Hand zurückziehen und die Position lösen.

Jetzt die Übung zur anderen Seite ausführen.

Die beidseitigen Attacken dreimal wiederholen.

## Partner-Variante:

Trainieren wir mit einem Partner, kann dieser versuchen, Ihre Attacke abzuwehren (oder umgekehrt), indem er den Stoß seitlich blockt und den ‹Schlangenkopf› hinunterdrückt.
Gleichzeitig wird es ihm möglich, in den freien, ungedeckten Brustraum zu punchen oder Ihnen einen Kinnhaken von unten zu versetzen.

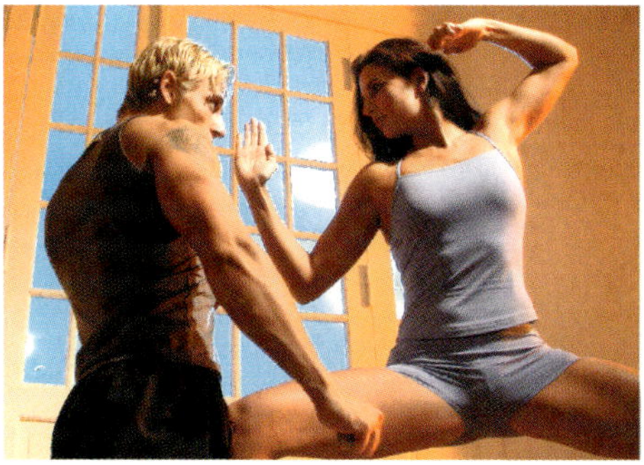



Bleiben Sie im Rhythmus.
Einer der Partner kann während der Schlangen-Attacke auf den Boden sinken und so versuchen, gezielte Schläge auf den Unterbauch seines Partners zu platzieren.
Der Angegriffene wehrt sich am besten mit Block-Attack-Kombinationen.
Die Schlagseiten – rechts und links – werden anschließend gewechselt.

Dreimal die gesamte Kombination wiederholen.
Dann die Positionen wechseln und sich selbst in der Rolle des anderen erleben.

## Tipp

Vorsicht – nur ein stabiler Stand garantiert den Erfolg der Abwehr!
Im klassischen Wing Tsun werden die Oberbeine und Knie in der Grundposition des Stehens aneinander gelegt. Die Unterbeine werden dagegen gespreizt und die Füße stehen im schrägen Winkel mit nach außen gerichteten Fersen auf dem Boden.
So hat der Gegner kaum Chancen, die Standfestigkeit seines Gegenübers zu durchbrechen. Schützen Sie sich stets mit einer ‹freien› Hand vor einem Punch bzw. greifen Sie immer zügig an! Können Sie die Aufmerksamkeit und Konzentration halten – eine Fähigkeit, die mit zunehmendem SenFi- oder Kampfsport-Training zunimmt –, hat der Gegner wenig Gelegenheit, Ihre Abwehr zunichte zu machen, und Sie behalten die Kontrolle.

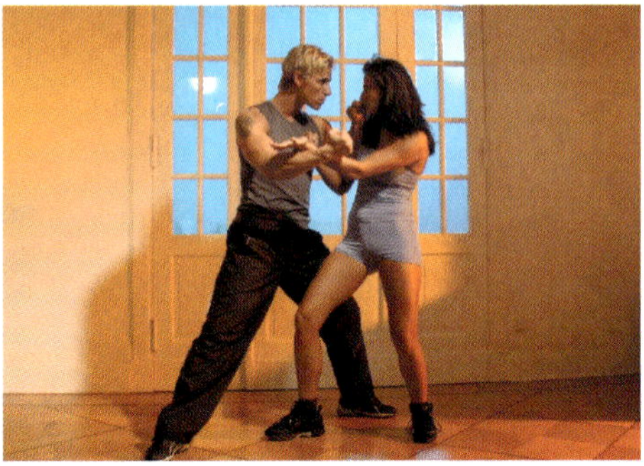

Zurück zum Squat im Stehen.
Der Rhythmus wird wie üblich gehalten.
Stehen wir nah am Partner und versucht er, uns zu attackieren, können wir seine Moves und Punches geschickt mit einer Oberkörper-Abwehrtechnik aus dem Wing Tsun abwenden:
Die Faust des Partners schnellt vorwärts.
Mit einer Seitwärtsdrehung und einer Arm- und Handbewegung kontern, die den gegnerischen Arm mit wenig Kraftaufwand nach unten drückt.
Dabei weist die Handfläche nach oben, die Fingerspitzen werden nach unten gezogen.

# SenFi Block, hinten

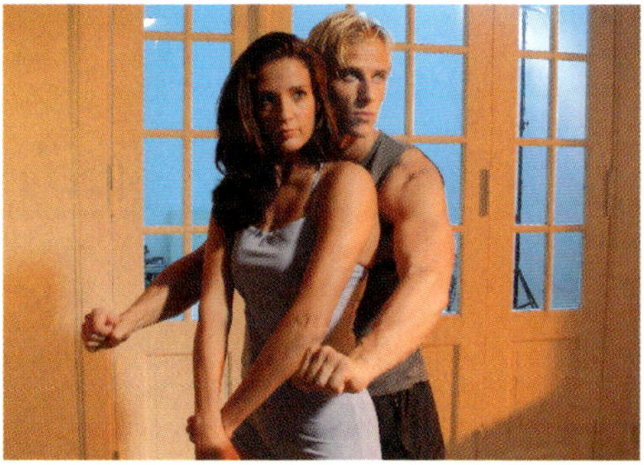

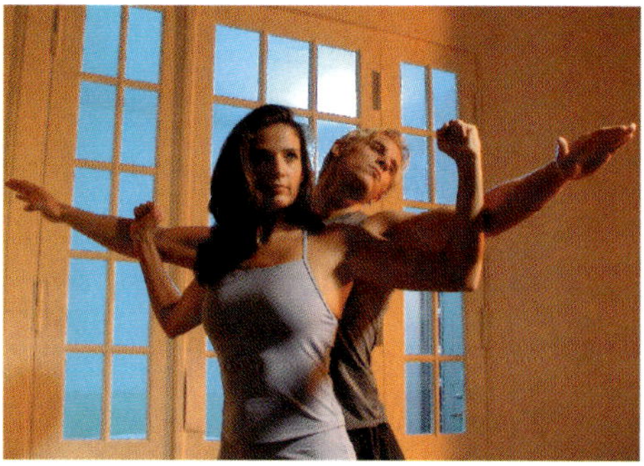



Bleiben Sie im SenFi-Squat und im bewährten Rhythmus.
Kreuzen Sie nun Ihre geballten Fäuste vor Ihrem Unterbauch.
Spannen Sie dabei Ihre Bauchmuskulatur an.
Falls ein Partner Sie von hinten angreift, lassen Sie die Arme gezielt und kraftvoll nach oben hochschwingen.
Atmen Sie aus, wenn Ihre Fäuste Hautkontakt mit dem Gegner haben – das verleiht Ihrer Schlagkraft Flügel!

Wiederholen Sie die Übung dreimal.

# SenFi Block-Attack Sidekicks

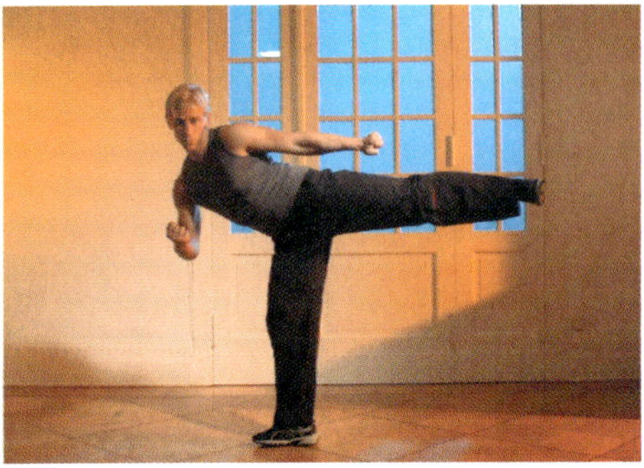

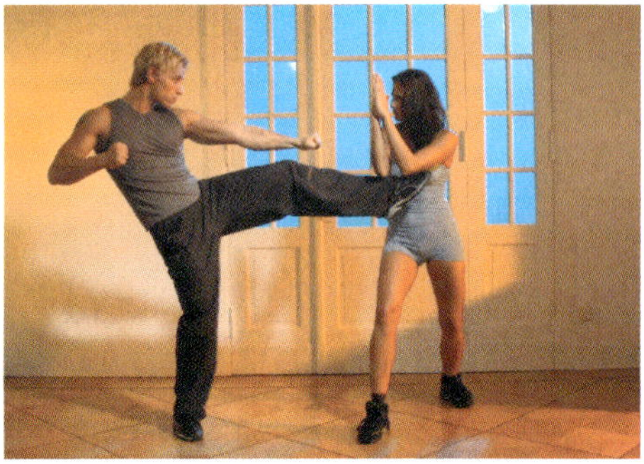



Im Rhythmus bleiben.
Führen Sie einen Sidekick aus.
Dazu verlagern Sie Ihr Gewicht auf Ihr rechtes Bein.
Ziehen Sie nun das linke Knie an.
Halten Sie die Konzentration und das Gleichgewicht!
Dann stoßen Sie das Bein energisch zur Seite.
Die Fußspitze wird in Richtung Körper gezogen.
Lassen Sie Ihr Bein dabei leicht gebeugt.
Lösen Sie anschließend die Position.
Wechseln Sie zur anderen Seite.

Die Sequenz insgesamt dreimal wiederholen.

## Partner-Variante:

Zielen Sie mit dem Tritt auf den Partner, so hat dieser die Möglichkeit, den Kick abzuwehren:
Dazu werden beide Unterarme im rechten Winkel zum Boden vor dem Körper aneinander gepresst.
Die Handflächen liegen aneinander.
Kommt der Kick, wird die Fußspitze mit Kraft und Nachdruck hinuntergestoßen.
Wiederholen Sie die Übung dreimal.

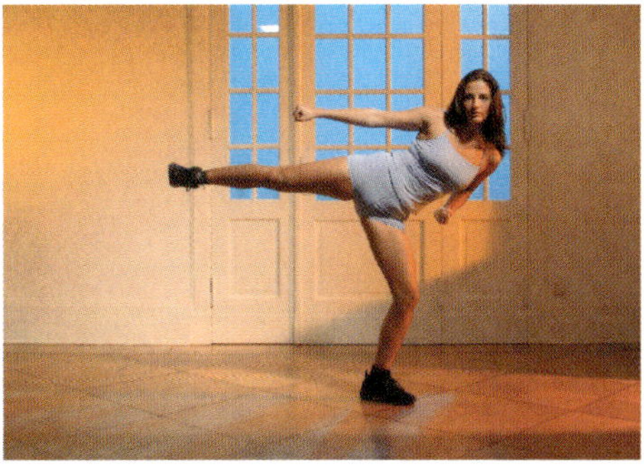

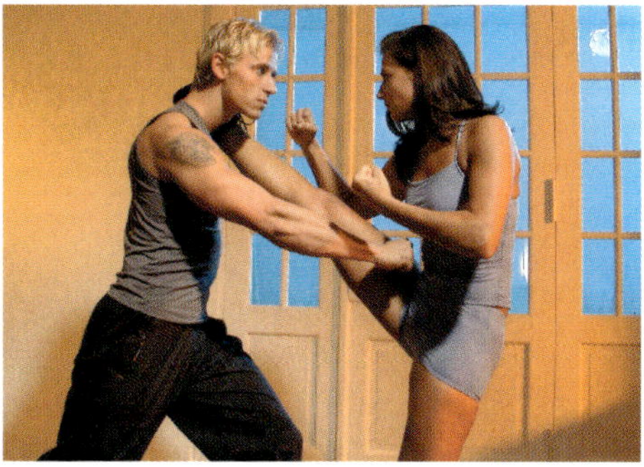



Nun kicken Sie zur anderen Seite.
Führen Sie die Bewegung gezielt und kontrolliert durch.
Ihr Gegner kann Ihre Attacke abwehren, indem er kurz in die Knie sinkt, sodass Ihr Tritt ins Leere zielt.
Zudem kann er schnell wieder hochspringen – das Resultat: Sie verlieren das Gleichgewicht.
Auch ein Punch in Ihren Bauch ist gegebenenfalls abzuwehren.
Kontern Sie mit einer guten Abwehrhaltung:
Nehmen Sie die Fäuste in Verteidigungsposition hoch.
Setzen Sie einen gezielten Punch auf die Nase des Gegners an!
Schreien Sie dabei, so laut Sie können!

Wiederholen Sie die Side-Kick-Sequenz insgesamt dreimal.

# Final Kata

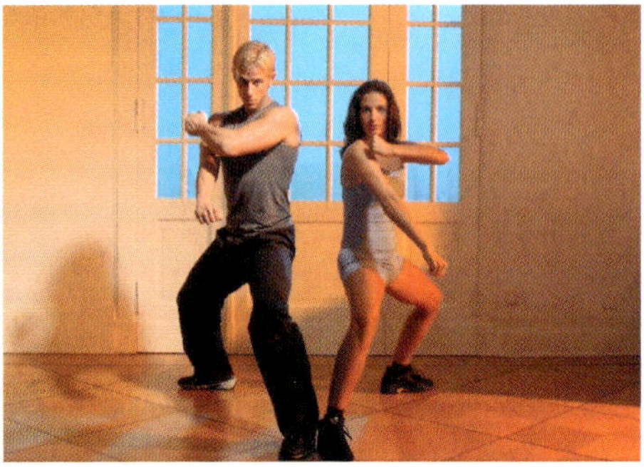

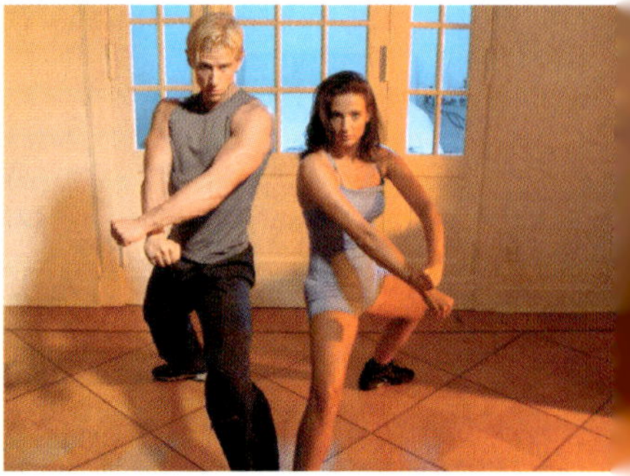



Bleiben Sie im Rhythmus, reduzieren Sie jedoch die Geschwindigkeit merklich.
Beim Vorwärts-Squat wird der linke Arm gehoben und vor der Brust angewinkelt.
Der andere Arm bleibt in leichter Abwehrpose mit geballter, jedoch nach unten weisender Faust gespannt.
Nun wird das linke Handgelenk sanft und gleichmäßig am unteren Arm entlang hinabgezogen.
Wir werden ruhiger.
Die Übung wird nun zur anderen Seite ausgeführt.

Die Kata werden dreimal wiederholt.

# SenFi Stretching und Cool down

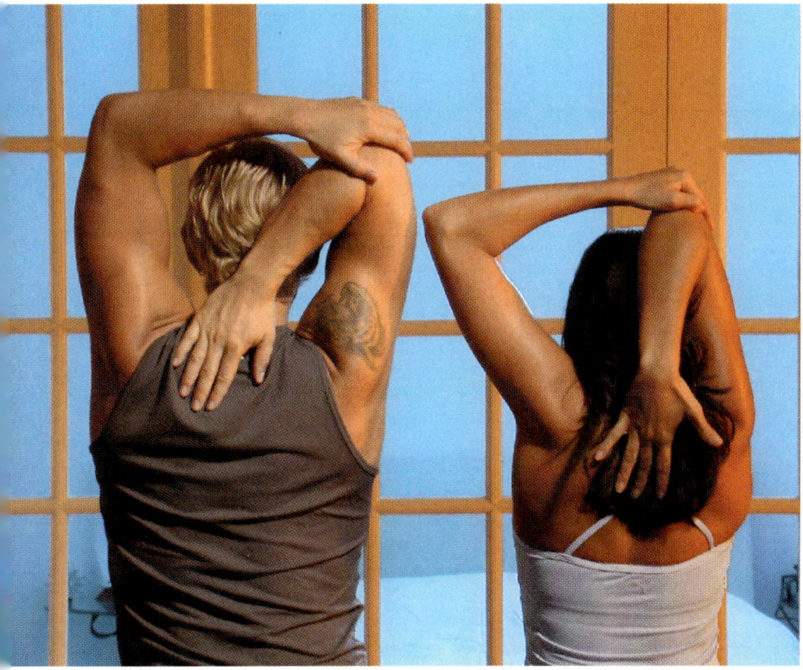



## Nutzen für Körper, Geist und Seele

Sie haben intensiv geschwitzt, getreten, geboxt und in archaischen Rhythmen geschwelgt. Jetzt wird es Zeit, Body & Soul eine Pause zu gönnen.

Beim Stretching werden die im Workout stark beanspruchten Muskeln sanft gedehnt und entspannt. Wirklich effektiv ist dies nur, wenn Sie die Positionen ca. 30 Sekunden lang halten. Lassen Sie sich Zeit und genießen Sie es, sich ein wenig in sich zurückzuziehen und das Workout in Ruhe nachwirken zu lassen. Die Musik versetzt Sie in eine meditative

Stimmung – Sie bringen die zuvor gesteigerte Power und Energie beim Stretching wieder in Balance. Ein klarer Kopf, geputzte Gefühlsantennen und eine relaxte Psyche weisen Ihnen neue Wege.

## Tipp

Achten Sie auf eine intensive Bauchatmung.
Atmen Sie gleichmäßig ein und aus und konzentrieren Sie Ihre Aufmerksamkeit auf die Partien des Körpers, die gedehnt werden sollen und noch angespannt sind.
Atmen Sie die Spannung einfach fort.
Nehmen Sie sich unbedingt für alle Übungen ausreichend Zeit.
Das Stretching tut nicht nur Ihrem Körper, sondern auch Ihrem Geist und Ihrer Psyche gut! Die entspannenden Übungen wirken beinahe wie eine Meditation. Sie werden ruhig und zentriert und sammeln die nötige Kraft für Aufgaben, die auf Sie warten.

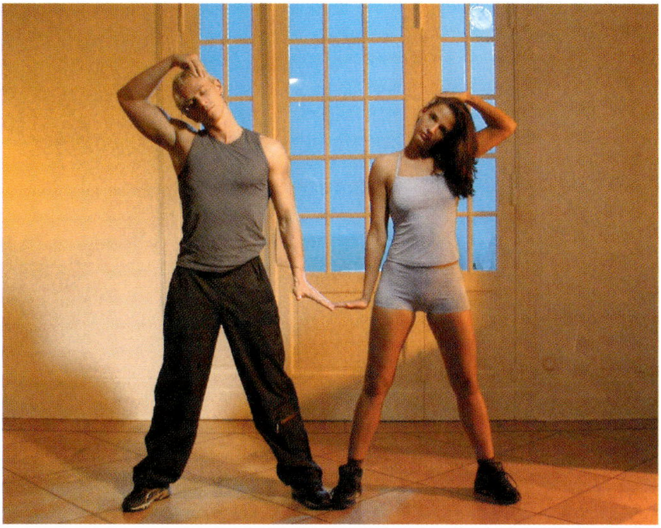



Beginnen Sie das Stretching im leicht gespreizten Stand.
Der Kopf sinkt entspannt zur rechten Seite.
Die rechte Hand wird über den Kopf geführt und liegt an dessen Seite auf.
So kann die Nackenmuskulatur effektiv gedehnt werden.
Dabei müssen die Fingerspitzen der linken, herabhängenden Hand leicht nach oben gezogen werden, um ein Gegengewicht zu bilden und die Dehnung zu intensivieren.
Halten Sie die Position ca. 30 Sekunden.
Wechseln Sie und führen Sie die Stretch-Übung zur anderen Seite aus.

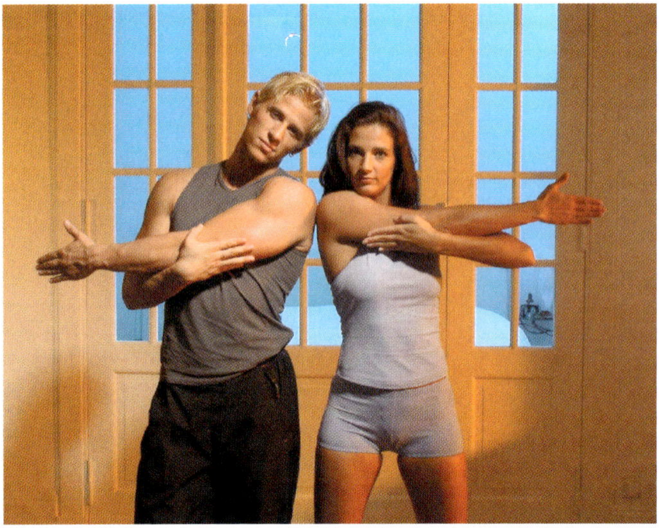



Strecken Sie den linken Arm vorm Körper rechts zur Seite aus.

Greifen Sie mit der rechten Hand den Oberarm, gleiten Sie langsam an der Armaußenseite entlang abwärts.

Lösen Sie Energiestaus, indem Sie die Streichbewegungen ausführen.

Wiederholen Sie das Ausstreichen dreimal.

Dann führen Sie die Übung zur anderen Seite aus.

# Shoulder Stretch

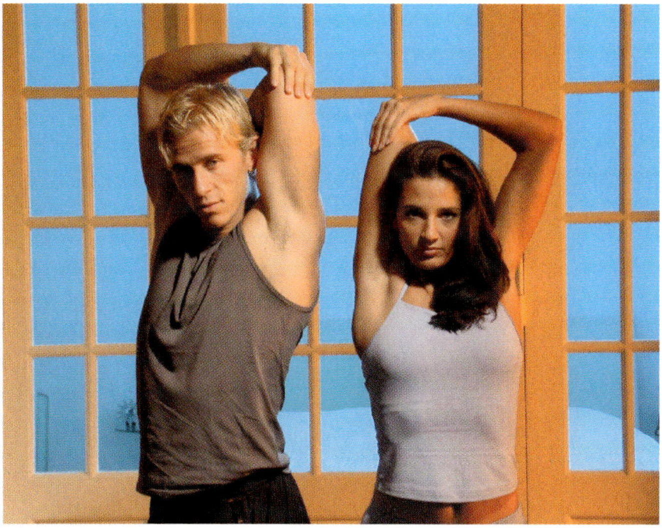



Heben Sie den rechten Arm angewinkelt nach hinten zum Nacken.
Legen Sie die linke Hand dabei auf den Ellenbogen, pressen Sie nun sanft den Arm nach unten.
Halten Sie die Position ca. 30 Sekunden.
Dann lösen Sie sie vorsichtig.

Nun die andere Seite dehnen.

# Arm Stretch

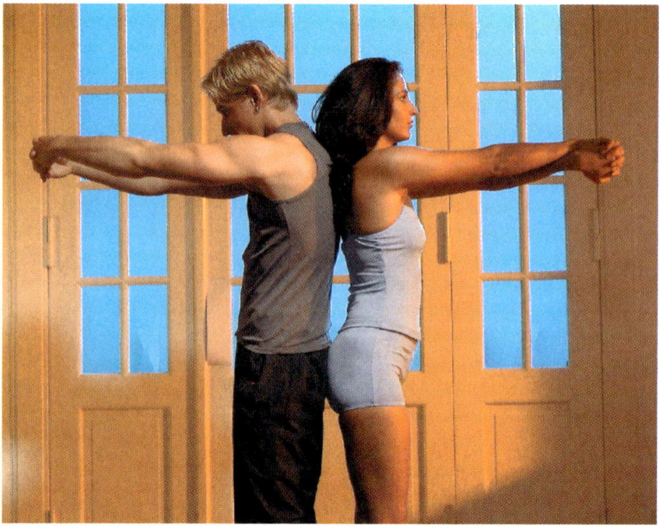



Strecken Sie die Arme nach vorne.

Legen Sie Ihre Hände ineinander und dehnen Sie die Armmuskulatur.

Wer mag, kann die Arme auch verschränken und so die Dehnung verstärken.

Halten Sie die Position wieder ca. 30 Sekunden.

Dann lösen und entspannen.

# Heart Opener

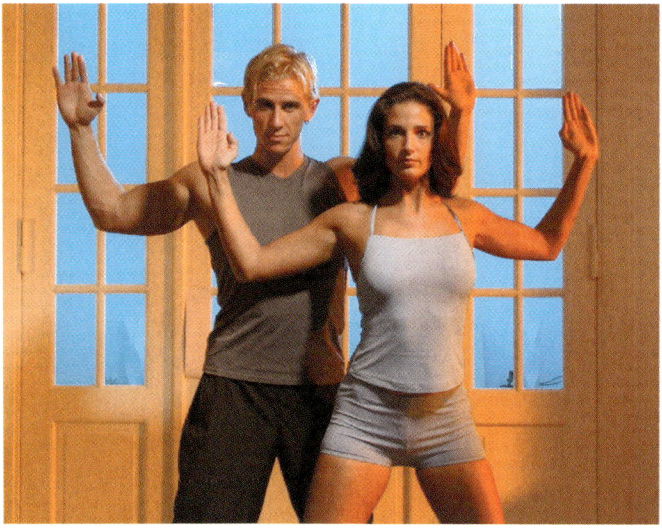



Winkeln Sie beim ‹Herzöffner› die Arme seitlich auf Schulterhöhe an.
Die Fingerspitzen weisen nach oben.
Nun dehnen Sie die Arme nach hinten, sodass sich der Brustraum öffnet.
Sie können tief durchatmen.
Bei jedem Einatmen sollten die Arme nach hinten gezogen werden, beim Ausatmen die Spannung sich lösen.
Genießen Sie 30 Sekunden lang die Position.

# Upper Leg Stretch

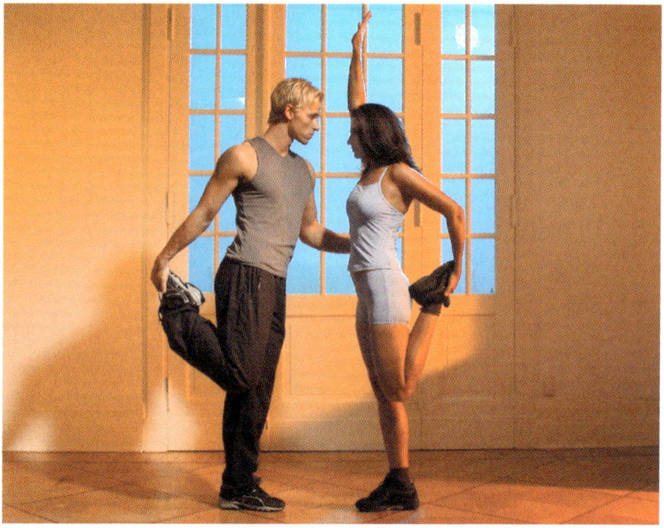



Stehen Sie auf dem linken Bein und winkeln Sie das rechte an.
Die rechte Hand umfasst den Fuß und dehnt behutsam die Muskulatur des oberen Beins.
Zur Optimierung der Dehnung können Sie den linken Arm nach oben strecken.
Die Handspitzen weisen aufwärts.
Ihre Bauchregion wird angenehm frei, durch die inneren Organe kann frische Energie fließen.
Halten Sie die Pose ca. 30 Sekunden.
Dann zur anderen Seite wechseln.

Die Übung wiederholen.

# Lower Leg Stretch

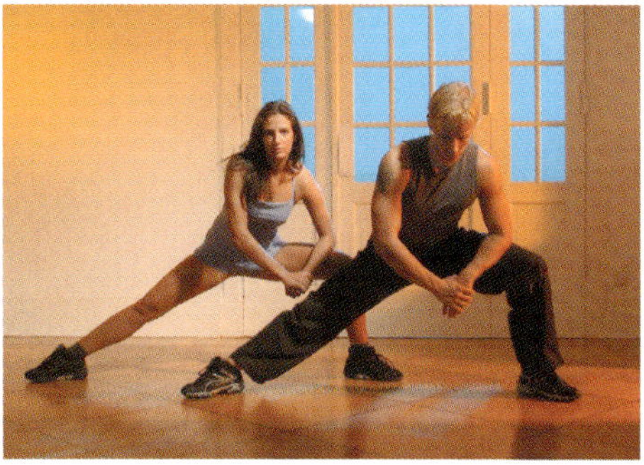

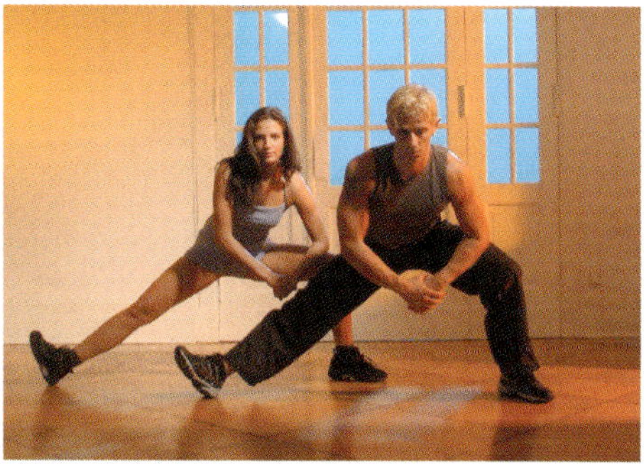



Sinken Sie mit gebeugtem rechtem Knie nach unten, das linke Bein wird zur anderen Seite durchgestreckt.
Die Arme liegen locker auf den Oberschenkeln.
Die Hände werden aufeinander gelegt.
Dehnen Sie Ihre von den Kicks strapazierten Beine.
Besonders die Unterschenkel haben es durch den Squat-Move abbekommen!
Verharren Sie wieder eine Weile in der Position.
Dann ziehen Sie die Fußspitze des gestreckten Beins hoch zum Körper.
Halten Sie wieder ungefähr 30 Sekunden die Position.

Dann wechseln Sie das Bein und führen die Übung zur anderen Seite aus.

# Chi-Speicher

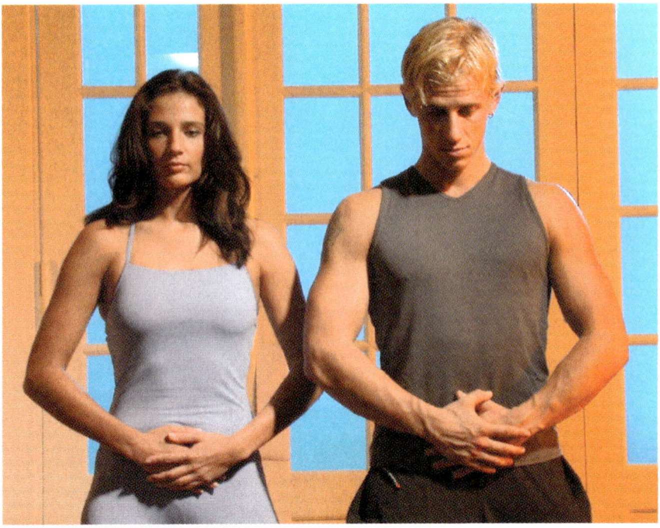



## Tipp

In besonderen Situationen, bei Stress, Krankheit und schwacher Immunkraft, kann der Körper den Energiespeicher ‹anzapfen› und dort Kraft tanken.
Vernachlässigen Sie die Chi-Speicherung nicht, denn schon bald werden Sie deren positive Wirkung auf den gesamten Organismus, auf Ihren Geist und Ihre Psyche spüren!

Beenden Sie das Workout mit einer Übung aus dem Wudang-Qigong:

Die Frauen legen ihre rechte Hand auf das Energiezentrum unterhalb des Bauchnabels. Die andere Hand wird locker darüber gelegt.
Männer führen die Übung genau umgekehrt durch:
Die linke Hand wird mittig auf den Unterbauch gelegt, die andere darüber gelegt.
Schließen Sie, wenn Sie mögen, Ihre Augen.
Genießen Sie die Ruhe, innere Balance und Klarheit, die Sie jetzt verspüren.
In Gedanken speichern Sie die im SenFi-Workout freigesetzten Energien in Ihrem Energiecenter im Bauch.
Lassen Sie sich dafür eine Minute lang Zeit.

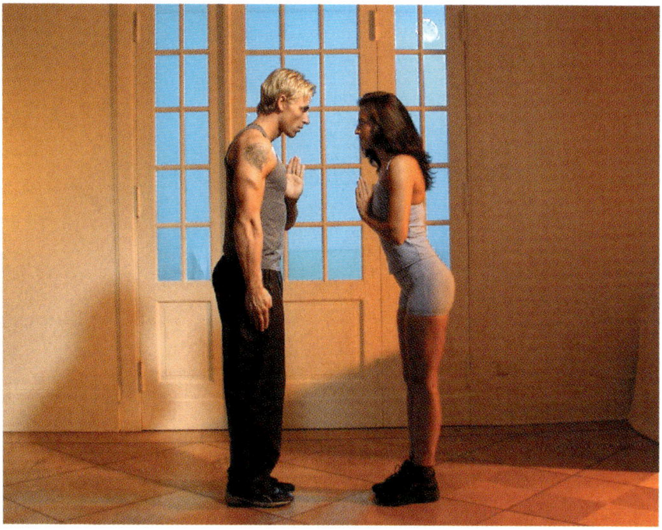



Zum Ausklang des Workouts verabschieden Sie sich von Ihrem Gegenüber, Partner oder ungeliebten Schattenseiten. Seien Sie dankbar, dass Ihnen Zeit und Raum oder eine Projektionsfläche gegeben wurde (oder dass Sie es sich selbst wert waren, Zeit aufzubringen), um Ihre Aggressionen abzubauen und angestaute Emotionen wieder zum Fließen zu bringen.

Jetzt ist neue Kraft, Energie und Power da!

# SenFi Kiss

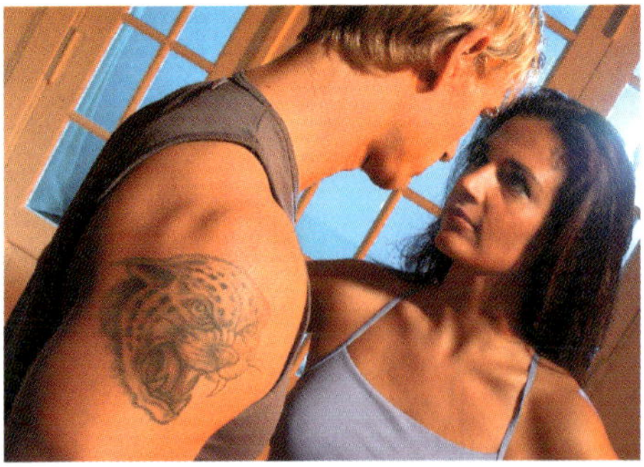

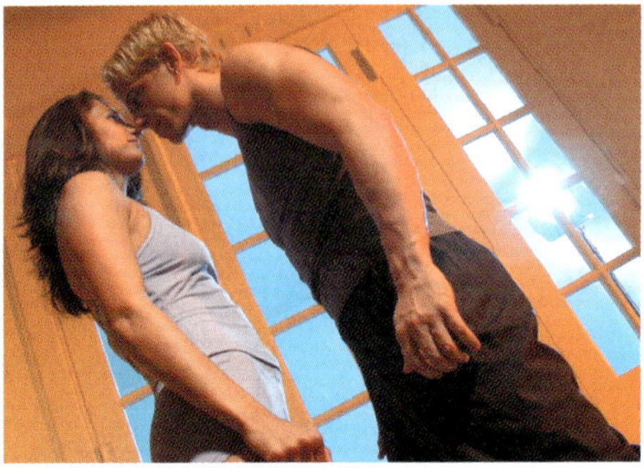



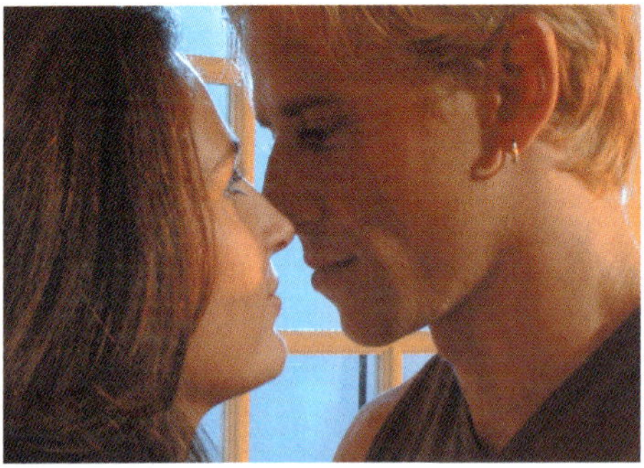

Wenn Sie es wünschen, können Sie sich auf neuseeländische Maori-Weise von Ihrem Partner verabschieden – oder ihm endlich wieder näher kommen, je nachdem, was Sie jetzt spüren! Wichtig ist, dass Sie authentisch sind und sich so akzeptieren, wie Sie sind.

Schauen Sie sich tief in die Augen (wer keinen Partner hat, kann vor einen Spiegel treten) und treten Sie so nahe zueinander, dass sich die Nasenspitzen berühren.

Reiben Sie nun die Nasenflügel sanft aneinander und genießen Sie die zärtliche Berührung und Offenheit, die in der Begegnung liegt.

## Tipp

Spüren Sie neue Lust und Zärtlichkeit in sich aufkeimen? Oder haben Sie ganz einfach tolle Laune, Energie zum Bäumeausreißen und unendlich viel Power?

Sie sind nicht nur frei, zu tun, was Sie wollen, sondern fühlen sich viel besser, stärker, ausgeglichener! Diese Zufriedenheit macht nicht nur Ihre Freunde, Partner und andere Weggefährten froh, sondern Sie selbst offen für andere Sichtweisen und spontane Veränderungen in Ihrem Leben.

Lassen Sie alte Gefühle wie Angst, Wut, Hass und Selbstzweifel für heute endgültig los: Leben Sie jetzt und geben Sie Ihrer Sinnlichkeit wieder mehr Platz.

Genießen Sie den Augenblick!

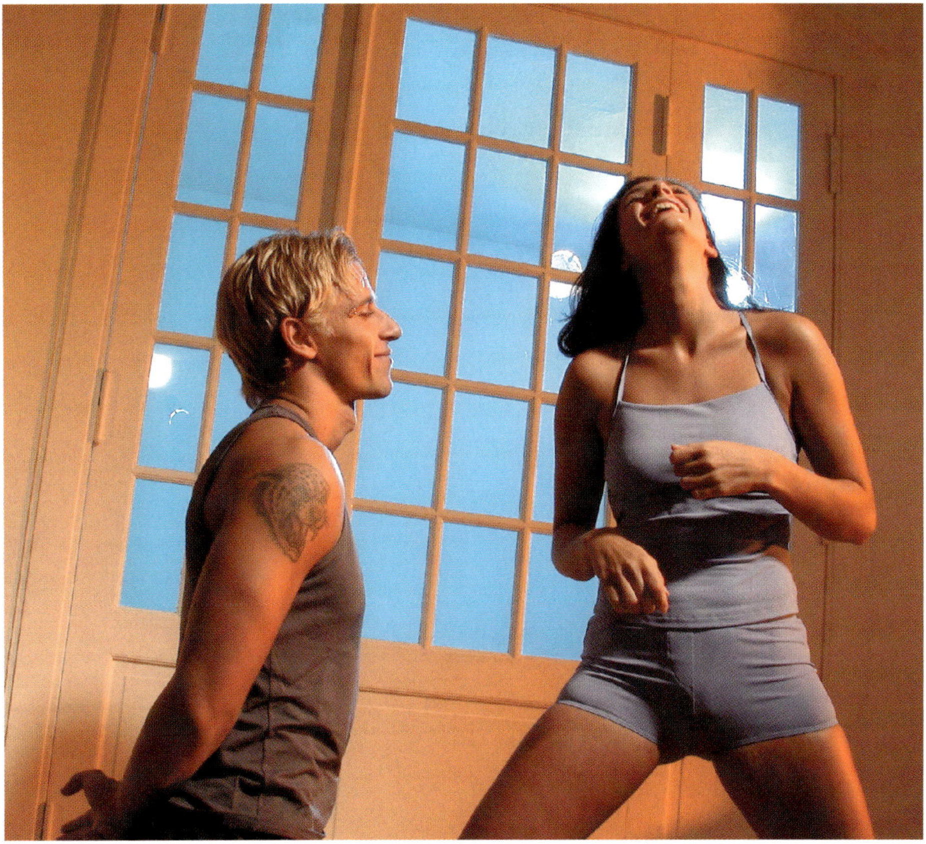

# Anhang

# Literatur


Christa G. Traczinski: Das Bodyshape-Programm, Rowohlt, 2001

Christa G. Traczinski: Das große Buch Power Yoga, Verlag Gesundheit, 2000

Christa G. Traczinski: Energie erleben, Ullstein, 2000

Robert S. Polster: Power-Workout für Body & Soul, Men's Health – Rowohlt, 2002

John Armstead: Kung Fu, Weinmann 1993

Wushu Standard Course: The Chinese Research Institute Beijing, 1986

Ursula Stummvoll: Chan Mi – QiGong, Satori-Verlag, 1999

Jiao Guorurui: QiGong Yangheng, Medizinisch Literarische Verlagsgesellschaft, 1983

Yuen Kay-San: Wing Tsun Kuen, Multi Media Books, 1998




# Das Video zum Buch

energyzone's Sensual Fighting: Asia-Fitness für Körper, Geist und Seele, Universal Pictures, 4/2002

# SenFi: Training und Lizenzen

www. energyzone.de / wellness@energyzone.de

Holmes Place Lifestyle-Clubs AG Deutschland

# Dank

Bei Rowohlt sitzt ein engagierter Herausgeber, der sich tatkräftig um meine Projekte und Bücher kümmert, sich nie über meine unzähligen E-Mails beschwert und immer ein offenes Ohr für neue Ideen und dumme Sorgen hat: Bernd Gottwald gehört mein aufrichtiges und herzliches Dankeschön.

Auch Bernhard Jakszt hatte maßgeblichen Einfluss auf das Sensual-Fighting-Projekt: Seine Haka-Kenntnisse und Maori-Erfahrungen haben ihn für mich zur wichtigsten Inspirationsquelle für SenFi und die gesamte Workout-Choreographie gemacht. Vielen Dank für tolle Grooves und Rhythmen!

Zudem möchte ich Oliver Francke von Fit2day erwähnen, der trotz chronischer Überlastung zuhörte, als es darum ging, eine frische Idee einer jungen Zielgruppe zu präsentieren, und der mir dabei seine Unterstützung spontan zusagte.

Ronny del Rosso ist aktiv daran beteiligt gewesen, SenFi-Train the Trainer-Seminare im Holmes Place Lifestyle-Club Berlin zu installieren und zu präsentieren. Zudem gab er hilfreiche konzeptionelle Impulse für die Kungfu-Parts des Workouts.

Eine ausgesprochen wertvolle Hilfe!

Wie immer hat mein Mann unser Kind während meiner Arbeitsphasen liebevoll umsorgt und auch mich bisweilen mit Tees und anderen Köstlichkeiten versorgt – thank you!

Unser Dank gilt ebenfalls Lothar Michael Peter, unserem Fotografen, aber auch Mireille Herpel von Puma, die uns immer wieder mit tollen Outfits ausstattet und unsere Projekte unterstützt – ohne sie hätten wir nicht so schöne Bilder machen können – ganz lieben Dank!

# Die Autoren

## Christa G. Traczinski

Psychologin, Persönlichkeitstrainerin und Special Agent der Wellness-Szene, lebte in Spanien und den USA, wo sie gemeinsam mit Bob Polster ein Health-Center – Vision Hawaii – leitete. Sie entwickelt Konzepte und Ideen für Wellness und Lifestyle, die sie über ihr Serviceunternehmen, energyzone, anbietet, woraus zahllose crossmediale Produkte für Bücher, Videos, TV, Radio und Printmagazine hervorgegangen sind. Die Autorin lebt in Berlin und setzt sich aktiv für innovative Wellbeing-Projekte ein.

## Robert S. Polster

Personal Trainer, Yogaspezialist und Body-Therapeut, lebte in San Francisco, L. A. und auf Maui, Hawaii, wo er in Zusammenarbeit mit der Autorin internationale Seminare gab. Heute arbeitet und wohnt er in Berlin, leitet in ganz Deutschland Workshops zu Fitness- und Wellnessthemen und ist aktiv am energyzone-Projekt beteiligt.